中医调肿瘤常见症状

廖明娟　代秋颖　康小红　主编

集中医临床医生之智慧，从治疗调养肿瘤患者常见症状出发

辨证论治、内外兼施

名医验方、临床验案

现代药理学研究，为肿瘤临床医师提供治疗思路

增加生活饮食调摄，佐以食疗方举例

为肿瘤患者和家属提供康复指导

图书在版编目（CIP）数据

中医治疗调养肿瘤常见症状 / 廖明娟，代秋颖，康小红主编. -- 上海：上海世界图书出版公司，2024. 8.
ISBN 978-7-5232-1450-3

Ⅰ. R273

中国国家版本馆 CIP 数据核字第 2024FV4311 号

书　　名	中医治疗调养肿瘤常见症状 Zhongyi Zhiliao Tiaoyang Zhongliu Changjian Zhengzhuang
主　　编	廖明娟　代秋颖　康小红
责任编辑	邬佳媚
装帧设计	南京展望文化发展有限公司
出版发行	上海世界图书出版公司
地　　址	上海市广中路 88 号 9–10 楼
邮　　编	200083
网　　址	http://www.wpcsh.com
经　　销	新华书店
印　　刷	杭州锦鸿数码印刷有限公司
开　　本	889 mm× 1194 mm　1/32
印　　张	6.5
字　　数	177 千字
版　　次	2024 年 8 月第 1 版　　2024 年 8 月第 1 次印刷
书　　号	ISBN 978-7-5232-1450-3 / R · 745
定　　价	48.00 元

编委名单

主　编

廖明娟　代秋颖　康小红

副主编

楚可新　李朝军　王永灵　李　琰

编　者（按姓氏拼音排序）

曹　飞　邓　樱　董梦婷　江　科

梁嘉玲　刘　芳　卢　雅　马丽娜

孟　畑　盛佳钰　盛雪花　唐晓男

吴晶晶　赵能江　周　悦

插　图

代秋颖

前言

2006年，WHO正式把肿瘤确定为慢性可控制的疾病。癌症治疗也开始从过去单纯追求生存率转变为生存率与生存质量并重。这是癌症治疗观的一个重要转变。西医治疗着眼于疾病本身，各种抗肿瘤药的迭代更新，使肿瘤治疗向精准化不断发展，大大延长了肿瘤患者生存期；中医治疗着眼于全身状态的调节，长于辨证论治、扶正培本，可增强肿瘤患者机体免疫功能和抗病能力，改善患者生存质量。目前，肿瘤治疗领域提倡的“中西医结合”治疗模式，取长补短，充分发挥二者之长，在提高疗效、延长患者生存期及改善肿瘤患者生存质量方面，取得了良好的疗效。

目前，中医药治疗肿瘤的主要目的是改善症状、调整患者的整体状态以增强机体的防瘤抗瘤能力，弥补其他治疗的不足。中医药治疗肿瘤适用于恶性肿瘤早、中、晚期各阶段。乏力、腹泻、便秘、口干、失眠等在肿瘤患者主诉中占有很大的比例，患者深以为苦，这些肿瘤伴随的症状是患者求医问药的主因所在。肿瘤或许难以根治，但不适的症状却可在较短时间内好转或消失。中医药在治疗肿瘤相关症状、缓解患者当前痛苦、改善患者生活质量和提升患者信心方面有独特优势，有必要对中医药的辨治规律进行深入研究，寻求更适应临床的治疗方案，提高临床治疗效果，更好更快地解除患者的病痛。

为此，我们查阅大量文献，以缓解这些肿瘤患者常见的症状为出发点（也包含一些实验室诊断，如白细胞减少症等），总结了这些常见症状的中医辨证分型治疗、名中医经验方、部分医家临床验案、针灸和外治方法和实验研究等，希望给肿瘤医师临床和基础研究方面提供借鉴。“生活饮食调摄”中肿瘤常见症状的食疗方适合肿瘤患者和家属参考。

得了肿瘤，是悬在患者和其家属头上的“达摩克利斯之剑”，患者和其家属的人生都会有所改变，但在某种程度上，它更像是一把双刃剑，因为它不仅促使患者配合医生规范的治疗和改进以前的生活方式，还会让患者变得更加强大和乐观，以更好的心态面对“肿瘤”这个怪兽带来的身体和精神上的打击，努力康复，从而回归平常的生活。每个人的一生都需要翻越很多座高山，而每一座山的翻越都需要我们具有顽强的毅力和永不放弃的决心，相信现代医学的迅速发展，中医学两千多年的沉淀和经验，会帮助我们一起翻越“肿瘤”这座高山。

中医是在两千多年实践的基础上发展起来的，虽然有丰富的经验，但我们不能满足于经验之上的实践，我们中医工作者要更努力学习科学的研究方法，用循证医学指导临床实践，为中医的进步和发展做出新的贡献。

本书由上海交通大学医学院附属第九人民医院中医科、河南省新乡医学院第一附属医院肿瘤科团队共同编写。在编写过程中得到了上海中医药大学终身教授方肇勤教授的亲自指点，世界图书出版公司编审的精心修改，在此表示衷心的感谢。同时，本书还参考和借鉴了许多文献资料，谨在此一并向他们表示深切的谢意。

本书适合中医肿瘤临床医师、肿瘤患者和家属阅读参考。由于水平有限，本书还存在这样那样的问题，尚祈同行和广大读者指正，以便我们再版时修正和补充。

编者

2024年5月14日于上海

目录

目录

癌性发热

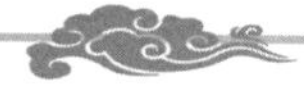

癌性发热（neoplastic fever，NF）是指癌症患者出现的直接与恶性肿瘤有关的非感染性发热，特点为：不规则热或弛张热，热程或短或长，长的可达数月之久，可呈间歇性；低热为主，下午或夜间发热，体温多在37.5～38.5℃之间；血白细胞、中性粒细胞、降钙素原等炎症指标大多正常；抗感染治疗无效，对解热镇痛抗炎药反应较好。我国约2/3的肿瘤患者病程中伴有发热，而直接与肿瘤有关的发热（癌性发热）约占40%。

认识

一、西医认识

癌性发热的原因包括：肿瘤释放致热源，肿瘤缺血、缺氧释放肿瘤坏死因子，肿瘤影响或侵犯体温调节中枢等。常见引起癌性发热的恶性肿瘤包括淋巴瘤、急性白血病、原发性肝癌、恶性网状细胞病、肾癌等。

现代医学主要以对症处理为主，常选用的糖皮质激素及非甾体类抗炎药对症处理，虽可暂时缓解症状，但有一定的不良反应，糖皮质激素应用过多会引起机体免疫功能低下，非甾体类抗炎药停药后容易反复，甚至影响患者骨髓造血功能。

二、中医认识

中医理论认为，癌性发热属于“内伤发热”范畴，是由恶性肿瘤引起机体脏腑功能失调，气血阴阳亏虚，或放疗、化疗后中焦脾胃损伤，元气亏损，正虚邪实所致。本病的病理性质为本虚标实，本虚为人体气血阴阳不足，脏腑功能失调，标实为热、毒、瘀、痰等错杂。治疗以扶正固本、调和脏腑功能为主，兼以清热利湿、和解少阳、活血化瘀。

基础治疗

一、辨证论治

1. 气血亏虚证

本证多见于手术或化疗后。临床主要表现为热势或高或低，面色少华，神疲乏力，少气懒言，头晕目眩，食少便溏，唇甲色淡，舌淡苔白，脉细弱。

治法：调补气血，甘温除热。

代表方：补中益气汤加减。

主要药物：炙黄芪15 g，党参10 g，炒白术12 g，陈皮10 g，柴胡10 g，升麻6 g，当归12 g，青蒿12 g，地骨皮12 g，知母12 g，柴胡10 g，白芍10 g。

2. 阴虚内热证

本证多见于放化疗后。临床主要表现为午后或夜间发热，手足心热或骨蒸潮热，低热缠绵不退，烦躁，不欲近衣，口干咽燥，少寐多梦，盗汗，舌质红，或有裂纹，苔少甚至无苔，脉细数。

治法：滋阴清热，退热除蒸。

代表方：清骨散合青蒿鳖甲汤加减。

主要药物：银柴胡、地骨皮各20 g，黄芩、青蒿、知母、天花粉、生地黄、北沙参、麦冬、秦艽、鳖甲（先煎）、炒酸枣仁、五味子各10 g。

3. 脾肾阳虚证

本证多见于术后、化疗后，或反复使用非甾体类抗炎药等。临床主要表现为发热，欲近衣，伴恶寒，四肢不温，少气懒言，头晕嗜卧，腰膝酸软，纳少便溏，面色㿠白，舌质淡胖，或有齿痕，苔白润，脉沉细无力。此证常提示病危。

治法：益气温阳，引火归原。

代表方：四逆汤加减。

主要药物：炮附子9 g（单包先煎），干姜、炒白术、知母、黄柏、炙甘草各10 g，肉桂3 g，炙黄芪30 g，太子参、当归、陈皮各12 g，生地黄20 g。

4. 湿热蕴结证

本证多见于晚期消化系统肿瘤，尤多见于肝胆系统肿瘤，如肝癌、胃癌、胆囊癌、胆管癌等。临床主要表现为身热不扬，汗出不退，伴头重身困、胸脘痞满，口干口苦，恶心呕吐，大便黏滞不爽，小便短赤，舌质暗红，舌苔黄腻，脉弦数或弦滑。

治法：清热利湿，透邪解郁。

代表方：达原饮合甘露消毒丹减。

主要药物：厚朴10 g，槟榔15 g，黄芩15 g，知母10 g，甘草5 g，杏仁、滑石、薏苡仁、黄芩各10 g，石菖蒲12 g，柴胡15 g，牡丹皮10 g。

5. 血瘀阻络证

本证常见于肿瘤晚期或放疗后期。临床主要表现为午后或夜晚发热，口干咽燥，但欲漱水而不欲咽，面色黯黑，有固定痛处或肿块，或见肌肤甲错，舌质青紫或有瘀点、瘀斑，舌下脉络紫暗，脉弦或涩。

治法：清热解毒，活血化瘀。

代表方：血府逐瘀汤加减。

主要药物：红花、桃仁、赤芍各12 g，牡丹皮、川芎各10 g，枳壳、柴胡、桔梗、炙甘草各6 g，当归9 g，川牛膝15 g，生地黄20 g。

6. 肝郁胆热证

本证常见于早期乳腺癌、肝癌、胃癌、胰腺癌等患者。临床主要表现为低热或潮热，热势常随情绪波动而起伏，心烦，易怒，善太息，胸胁胀痛，口苦，大便干结，舌红，苔黄，脉弦滑或弦数。

治法：和解少阳，疏解郁热。

代表方：大柴胡汤加减。

主要药物：柴胡12 g，党参10 g，黄芩12 g，法半夏10 g，生姜3片，大枣5枚，酒大黄5 g，枳实6 g，赤芍6 g，炙甘草3 g。

二、名中医治疗验方

1. 都气丸加味治疗反复低烧症

生地黄24 g，山茱萸12 g，山药12 g，牡丹皮12 g，泽泻9 g，茯苓9 g，柴胡9 g，五味子6 g，白芍9 g，肉桂6 g。

2. 小柴胡汤合青蒿鳖甲汤合柴前连梅散加减治疗恶性淋巴瘤性发热

柴胡10 g，前胡10 g，黄连3 g，乌梅10 g，青蒿20 g（后下），白薇15 g，炒黄芩10 g，法半夏10 g，葎草25 g，太子参10 g，麦冬10 g，知母10 g，牡丹皮10 g，鳖甲15 g（先煎），大生地12 g，鸭跖草15 g，地骨皮10 g，漏芦15 g，龙葵20 g，炒六曲10 g。

三、临床验案

金某，女，45岁。

初诊：2011年7月3日。卵巢癌手术后1年。手术病理显示浆液性乳头状腺癌，Ⅲ a期。刻下：夜难寐，烘热，腰膝酸痛，脉细，舌苔净质暗红。证属肝肾阴虚、内热扰心，治以滋阴清热、补益肝肾、清心安神。方药：生地黄12 g，熟地黄12 g，山萸肉9 g，山药15 g，牡丹皮6 g，茯苓15 g，知母12 g，黄柏9 g，白英15 g，龙葵15 g，薏苡仁30 g，酸枣仁30 g，合欢皮15 g，肉桂4.5 g，黄连6 g，淫羊藿9 g，仙茅9 g，龙齿30 g，浮小麦30 g，甘草6 g，大枣9 g，怀牛膝9 g。共14剂，每天1剂，水煎服，每天2次。

二诊：2011年8月5日。用药后烘热明显改善，刻下：口苦，夜寐欠安，脉细，苔薄质暗红，药以见效。方药：生地黄12 g，熟地黄12 g，山萸肉9 g，山药15 g，牡丹皮6 g，朱砂1 g，茯神15 g，土茯苓30 g，大血藤15 g，清风藤30 g，白英15 g，薏苡仁30 g，黄柏9 g，知母12 g，肉桂6 g，黄连6 g，淫羊藿9 g，仙茅9 g，薜荔果15 g，珍珠母30 g，半枝莲30 g，鸡内金15 g。共14剂，每天1剂，水煎服，每天2次。

六诊：2013年7月。卵巢癌术后3年余，近见夜寐欠安，口干，胸闷心悸，脉细，苔薄质暗红。前方加减，山萸肉12 g，山药15 g，牡丹皮9 g，茯苓15 g，土茯苓40 g，大血藤15 g，清风藤30 g，白英15 g，薏苡仁30 g，黄柏9 g，知母12 g，淫羊藿9 g，仙茅15 g，预知子15 g，淮小麦30 g，甘草6 g，麦冬30 g，大枣15 g，珍珠母30 g，泽泻15 g。水煎服，每天2次。

九诊：2014年1月。夜寐欠酣，腹部跳痛，无定处，大便秘结3天一行。原方加柴胡9 g，白芍15 g，枳实9 g，瓜蒌子30 g，柏子仁30 g，远志6 g。水煎服，每天2次。

2011—2017年，患者规律至门诊，辨证加减治疗，病情稳定，无特殊不适。

（刘嘉湘医案）

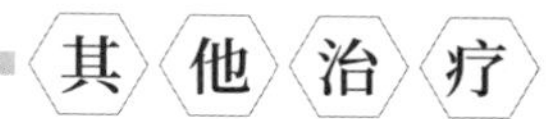

其他治疗

1. 针刺及放血疗法

患者取坐卧位，取合谷、曲池、大椎、曲泽等穴位常规消毒后针刺，并配合适当的行针手法，以达到退热功效。采用大椎穴放血，发热时在大椎穴（第1颈椎棘突下）处常规消毒，用三棱针在穴位处浅刺出血，另取小号玻璃罐1个，在出血处行拔罐治疗15分钟；采用十宣穴放血，发热时在十宣穴（手的十指尖端，距指甲游离缘0.1寸）处常规消毒，用三棱针在穴位处点刺出血，每处放血1～2滴即可。针刺及放血疗法可操作性强，不良反应小，退热效果佳，可以作为临床治疗癌性发热偏实证者的常规治疗措施。

2. 艾灸疗法

穴位以双侧曲池、合谷和大椎为主穴，配穴可辨证选取中脘、气海、关元、血海、足三里、三阴交、丰隆、阴陵泉、阳陵泉、曲泽、外关、委中等。局部常规消毒后，点燃艾条，将艾条置于距离皮肤2～3 cm处，施灸以局部皮肤红晕、患者自觉皮肤温热而无灼痛感为度，每天1次，每次10～20分钟。灸法可以起到疏通经络、调理气血及活血化瘀作用。

3. 直肠给药法

根据辨证处方，中药水煎30分钟，取汁200 ml，药温在38℃左右备用，取涂有石蜡油的中号肛管徐徐插入直肠10～15 cm，连接盛药液的注射器，将药液缓慢注入，推毕拔出肛管，让患者保持侧卧位，保留30分钟以上。直肠给药法适用于一些不能耐受口服中药治疗的癌症患者。与口服中药相比，直肠给药具有吸收快，避免肝脏的首过效应，减少药物对胃黏膜的刺激，显效快等特点。

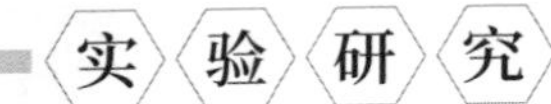

现代药理研究表明中药退热是多途径的过程。如麻黄、桂枝、生姜等富含挥发油和辛辣成分，具有发汗退热作用；连翘、柴胡、大青叶、板蓝根、薄荷、大黄等具有抗菌、抗病毒作用，能抑制内热源、毒素对下丘脑体温调节中枢的影响；葛根等通过增强呼吸运动，促进水分排出，而使体温下降；芒硝等虽无直接的解热作用，但具有通便作用，排便可减轻毒素对体温调节中枢的不良刺激而协助退热。复方如补中益气汤能较好地调节机体低水平的免疫状态，阻碍巨噬细胞、花生四烯酸、前列腺素E_2（PGE_2）产生等途径而减少致热介质PGE_2在中枢的合成与释放，缓解癌性发热。

生活饮食调摄

1. 发热后汗出湿衣，应及时更换衣服，防止感冒。

2. 发热后如口干舌燥，可适当进食西瓜、生梨、甜橙等水果，或将鲜梨、鲜荸荠、鲜芦根、鲜麦冬、鲜藕榨汁(五汁饮)饮用,补充水分。

3. 癌性发热患者多体质虚弱,在正确实施辨证的基础上配合食疗,可扶助正气。如阴虚者可食黑木耳、甲鱼等补阴食物,或百合、银耳、莲子等性凉食物制成的羹汤。注意忌食荤油肉食。

食疗方举例

1. 银耳燕窝羹:银耳100 g(泡发)、燕窝10 g(泡发)、粳米50 g,加水同煮,加冰糖调味。

2. 菊芦羹:白菊花10 g(布包)、鲜芦根100 g、糯米50 g,加水同煮,加冰糖调味。

3. 桑梨羹:白梨约300 g切块、桑葚约50 g,加水同煮,加冰糖调味。

4. 虫草甲鱼羹:甲鱼500 g(去内脏,切块)、冬虫夏草10 g,加入清水炖至熟,加入冬瓜500 g(切块)再炖约15分钟,加盐调味即可。注意少放花椒、八角茴香等辛温之物。

5. 水鸭汤:水鸭一只(去内脏,切块)清炖至半熟,加入荸荠约200 g(洗净,削皮,切块),炖熟,酌加调料即可。

按语

1. 要审症求因,标本兼顾。不能但凡发热即以"炎"症论治,过用苦寒药物,屡伐其阳,使正气愈虚。

2. 要辨病辨证结合。如果是化疗后的患者,发热多为化疗药的不良反应，中医辨证多为气血亏虚，虚阳外浮，治疗上当偏重甘温益气；如果是放疗后的患者，多为射线导致的放射性炎症，属于中医的火热伤阴范畴，治疗上当偏重滋阴退热，可适当配合应用清热解毒抗肿瘤中药，疗效更好。

参考文献

[1] 陈凯，王庆才．癌性发热辨治[J]．江苏中医药，2004，25(8)：48–40.
[2] 白雪，周洁．癌性发热从阳虚辨治体会[J]．山西中医，2010，26(3)：62.
[3] 翟范．癌性发热的中医治疗体会[J]．江西中医药，1997，28(1)：30.
[4] 谢咚，孙明瑜．国医大师刘嘉湘滋补肾阴法治疗卵巢癌学术经验[J]．光明中医，2023，38(02)：339–341.
[5] 胡佳娜，董惠娟．大椎穴放血治疗肝癌癌性发热[J]．第二军医大学学报，2001，(05)：417.
[6] 张金莲，李莎莎，罗文华，等．灸法在肿瘤治疗中的作用研究进展[J]．江西中医药，2008，(01)：59–61.
[7] 马莉，唐建元．直肠给药的国内外研究进展[J]．中医研究，2002，(01)：58–60.
[8] 常明泉，肖琴，普玉芳，等．中药灌肠剂的临床应用[J]．中国药师，2009，12(03)：385–387.
[9] 李龙芳，纪敏，曹国伟．中药灌肠与酒精擦浴两种降温方法的对比观察[J]．中国中西医结合杂志，2003，(08)：598.
[10] 于虹．小议中药退热作用的优势[J]．中医研究，2003，16(01)：58–60.
[11] 赵勤，张恩户，侯建平，等．补中益气汤的解热作用及机制实验研究[C]．第六届全国药理学教学学术会议论文摘要汇编，2003：1.
[12] 陈飞，张荣华．从岳美中医案看虚热证的辨证论治[J]．浙江中医药大学学报，2009，33(06)：844–845.
[13] 皇玲玲，朱垚，郭立中．周仲瑛教授运用复方大方治疗癌性发热[J]．光明中医，2009，24(02)：231.
[14] 向江，廖晓春，邓天好．癌性发热临床验案举隅[J]．湖南中医杂志，2019，35(01)：75–76.

癌因性疲乏

癌因性疲乏(cancer-related fatigue，CRF)也叫癌症相关性疲乏，美国国家癌症网的指南将CRF描述为一种令人痛苦的、持续的、主观上的，关于躯体、情感或认知上的疲乏感或疲惫感，与近期的活动量不符，与癌症或癌症的治疗有关，妨碍日常功能。癌因性疲乏被认为是肿瘤患者持续时间最长的伴随症状，不同程度地影响患者的生命质量。国际疾病分类标准第10版(ICD-10)描述的CRF的症状为非特异性的无力、虚弱、全身衰退、嗜睡、疲劳。国外相关回顾性研究发现，约65%～100%的经化疗的患者、82%～96%的经放疗的患者以及70%～100%的接受干扰素治疗的患者存在癌因性疲乏。

认识

一、西医认识

癌因性疲乏的诱因：肿瘤本身消耗、肿瘤治疗(如放化疗、激素治疗、靶向治疗、手术等)、肿瘤并发症(如脏器功能不全、内分泌和神经肌肉失调、疼痛、睡眠障碍等)、心理因素影响及阿片类药物不良反应等。常见于肺癌、胃癌、食管癌、肝癌、乳腺癌、急性白血病等患者。

目前现代医学的干预措施分为非药物性干预和药物性干预。非药物性干预主要包括体力活动、按摩治疗、心理社会干预、营养辅导、睡眠认知行为治疗以及明亮白光疗法等；药物性干预主要包括神经兴奋药(哌甲酯)和肾上腺皮质激素类药(泼尼松或地塞米松)等。神经兴奋药作用时间短，易形成药物依赖，长期服用还会导致食欲减退、失眠；肾上腺皮质激素类药长期服用易导致人体免疫力下降。

二、中医认识

中医认为，本病属“虚劳”“虚损”等范畴。多因恶性肿瘤导致脏腑气血阴阳亏耗，日久不复而成。常引起肝、脾、肾等脏腑功能失调，正气亏虚。病机总属脏腑阴阳失调、气血不足，可兼夹湿、痰、瘀等标证。治疗当以调和脏腑阴阳，补气养血为基本原则，佐以化湿、化痰、化瘀。

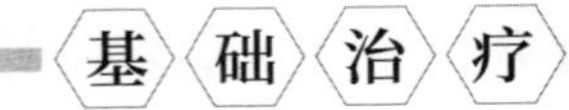

基础治疗

一、辨证论治

1. 脾虚湿盛证

本证常见于肿瘤初中期或术后、放化疗初中期。临床主要表现为倦怠乏力，面色暗黄不泽，脘腹胀闷，口腻，纳呆，泛恶欲呕，头身困重，肢体肿胀，妇女白带偏多，舌淡胖，苔白腻，脉沉细或濡缓，重按无力。

治法：健脾益气，温阳祛湿。

代表方：参苓白术散合升阳益胃汤加减。

主要药物：党参15 g，炒白术15 g，茯苓10 g，白扁豆10 g，陈皮10 g，莲子10 g，山药15 g，砂仁6 g（后下），薏苡仁30 g，干姜5～10 g，苍术10 g，厚朴10 g，炙甘草6 g，升麻6 g，柴胡6 g，葛根10 g，白芍10 g，熟地黄10 g，羌活6 g，独活6 g。

2. 肝郁脾虚证

本证常见于肿瘤初期或放化疗初期。临床主要表现为倦怠乏力，郁郁寡欢，胸胁胀满窜痛，善太息，食少腹胀，便溏不爽，泻后痛减，或溏结不调，急躁易怒，舌体胖，舌质红，苔白，脉弦。

治法：疏肝解郁，健脾理气。

代表方：逍遥散合柴胡疏肝散加减。

主要药物：柴胡12 g，炒白术10 g，白芍10 g，茯苓10 g，当归10 g，炙甘草6 g，川芎6 g，枳壳10 g，陈皮10 g，香附10 g，郁金10 g，川楝子10 g，延胡索10 g。

3. 肺脾两虚证

本证常见于肺癌或放疗后。临床主要表现为神疲乏力，咳嗽气短、喘促，咳痰清稀，或见声音低怯，食少腹胀，便溏，舌苔淡白，脉细软弱。

治法：培土生金，补脾益肺。

代表方：六君子汤合补肺汤加减。

主要药物：炙黄芪30 g，陈皮10 g，姜半夏12 g，茯苓10 g，炒白术10 g，党参10 g，炙甘草6 g，桂枝10 g，熟地黄15 g，厚朴10 g，桑白皮10 g，五味子10 g，干姜6 g，紫菀6 g，丹参6 g，川芎6 g。

4. 气血两虚证

本证常见于肿瘤中后期或手术、放化疗后。临床主要表现为倦怠乏力，面色萎黄，头晕目眩，少气懒言，乏力自汗，心悸，胸闷，食欲不振，多梦，月经量少、色淡，舌淡苔白，脉细弱。

治法：益气养血，补虚调神。

代表方：补中益气汤合归脾汤加减。

主要药物：炙黄芪20 g，党参15 g，炒白术10 g，柴胡6 g，升麻6 g，当归10 g，陈皮10 g，炒酸枣仁15 g，木香6 g，远志10 g，龙眼肉10 g，鸡血藤10 g，炙甘草6 g。

5. 脾肾阳虚证

本证常见于肿瘤中晚期或化疗后。临床主要表现为倦怠乏力，面色㿠白，形寒肢冷，腰酸膝软，五更泻，完谷不化，小便清长，或下肢肿胀，心悸头晕，舌淡胖，苔白滑，脉沉迟无力。

治法：温阳健脾，补肾益气。

代表方：金匮肾气丸合真武汤加减。

主要药物：制附子10 g（先煎），炒白术15 g，白芍15 g，茯苓15 g，生姜5片，桂枝10 g，熟地黄30 g，山药15 g，山茱萸15 g，泽泻

10 g，牡丹皮10 g，女贞子15 g，炙黄芪10 g，菟丝子15 g（包煎），鹿角胶10 g（烊化）。

二、名中医治疗验方

1. *薯蓣丸治疗虚劳*

山药30 g，当归、桂枝、神曲、干地黄、大豆黄卷各40 g，人参、阿胶各28 g，川芎、白芍、炒白术、麦门冬、防风、杏仁各24 g，柴胡、桔梗、茯苓各20 g，干姜12 g，炙甘草10 g，白蔹8 g，大枣（为膏）100枚。为末，炼蜜和丸，弹子大。每服1丸，空腹酒送下。

2. *柴胡通络汤治疗肝病疲乏*

柴胡15 g，黄芩10 g，茵陈15 g，土茯苓15 g，凤尾草15 g，草河车15 g，炙甘草6 g，茜草10 g，土鳖虫10 g，当归15 g，白芍15 g，泽兰10 g，红花10 g，海螵蛸15 g。

3. *柴氏消疲方治疗癌因性疲乏*

附子12 g（先煎），干姜12 g，肉桂18 g，太子参21 g，白术12 g，茯苓15 g，淫羊藿30 g，仙鹤草18 g，甘草3 g。

4. *肺岩宁治疗肺癌精气两亏证*

党参15 g，白术12 g，茯苓15 g，石见穿30 g，石上柏30 g，蛇六谷30 g，干蟾皮9 g，黄芪30 g，黄精30 g，灵芝15 g，仙灵脾15 g，桃仁9 g。

5. *益气养阴解毒方治疗晚期肺癌气阴两虚证*

党参15 g，茯苓15 g，北沙参15 g，麦冬15 g，山药15 g，黄精15 g，薏苡仁30 g，白花蛇舌草30 g，仙鹤草30 g，番荔枝30 g，白术10 g，黄芪10 g，甘草6 g。

三、临床验案

孙某某，女，44岁。

初诊：2018年7月20日。主因“甲状腺癌术后近1年，自觉易疲劳”就诊。患者2017年8月18日于外院行右侧甲状腺叶全切+峡部切除术，左甲状腺部分切除，气管前淋巴结清扫术。目前服用优甲乐，50 ug/天。自觉易疲劳，畏寒肢冷，纳差，大便稀薄，夜寐不安。术后病理：甲状腺乳头状癌。P53（−），CK19（+），CK（pan）（+），Ki-67（10%+），TTF-1（+），HBME（+），T9（+）。舌质红，苔腻，脉细。中医诊断：石瘿。辨证：脾气不足，痰湿内停。治法：健脾益气，化痰除湿。方药：藿香15 g，山药15 g，黄芩9 g，首乌15 g，天冬15 g，麦冬15 g，灵芝15 g，陈皮9 g，姜半夏9 g，重楼15 g，石见穿30 g，莪术30 g。14剂，水煎服。

二诊：2018年8月3日。诉易疲劳，仍有腹胀气，大便2～3天一行。舌胖，边有齿痕，苔薄腻，脉濡。方药：前方踵进，加厚朴12 g。续服2周。

随访：患者病情有所改善，生活质量有所提高。

（唐汉钧医案）

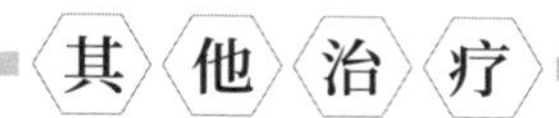

其他治疗

1. 艾灸疗法

艾灸有温中助阳、扶正补虚的功效。患者取坐卧位，选取关元、气海和足三里等具有温阳健脾功能的穴位。局部常规消毒后，将点燃的艾条装入艾灸盒，将艾灸盒放置于穴位局部，艾条燃烧端距艾灸盒底部约3 cm；或使用隔姜灸（取生姜1块，切成0.2 cm厚的姜片，大小可根据穴区和选用的艾炷大小而定，中间用针穿刺数孔。施灸时先将姜片放在穴区，然后将艾炷放在姜片上点燃），以局部皮肤产生红晕、患者自觉皮肤温热而无灼痛感为度。每天1次，每次10～20分钟，2～4周为1个疗程。

2. 针刺疗法

患者取仰卧位，取太溪、悬钟、足三里、血海、气海和关元穴。局部常规消毒后，采用2寸、3寸规格毫针进行针刺，采用平补平泻法，以局部出现酸胀感为度，得气后留针30分钟，其间每15分钟行针1次。每天1次，2～3周为1个疗程。

3. 穴位贴敷疗法

穴位贴敷作为临床常用的中医适宜技术，具有操作方便、不良反应轻的特点。可持续作用于人体穴位，长时间地促进经络气血循环，通经调血，通过局部治疗改善症状。将辨证后的中药研磨成细末状，装袋密封备用，选取足三里、大椎和涌泉配穴（伴有焦虑、抑郁或失眠者，可加神门穴；伴有恶心、胸闷者，加内关穴；伴有腹胀、便溏或便秘者，可加支沟穴）。局部皮肤常规消毒后，将粉末与醋、蜂蜜等调成糊状，置于直径2～3 cm的穴位贴敷治疗的专用敷料内，后将敷料贴于选定的穴位上，每24小时更换1次，2周为1个疗程，若皮肤出现烧灼感明显、起泡等现象，应立即揭下敷料，必要时就医处理。

4. 耳穴埋豆疗法

耳穴埋豆疗法可通过神经调节、体液调节等方式调理脏腑功能。患者取坐位，局部皮肤消毒后，选取肺、神门、皮质下、肝和脾等穴位，将粘有王不留行籽的方块胶布准确地贴于相应位置，给予适度的揉、按、捏、压，以局部产生疼痛或酸胀感为度，保留3～5天。可在每次化疗前开始埋豆治疗，化疗结束后将胶布揭去。

5. 中药熏蒸疗法

中药熏蒸疗法有益气养血、推动血脉运行、促进血液循环的作用。将辨证后的中药水煎至500～1 000 ml，置于自动控温的熏蒸器中，先将患者双脚放于熏蒸器上方，热气熏蒸10～15分钟，待水温降至38～43℃，再将双脚放入熏蒸器内进行足浴。足浴时，水的高度应没至小腿1/2处，每次20～30分钟，以全身微微汗出，或者额头出汗为度。每晚睡前1次，4周为1个疗程。

6. 中医导引疗法

中医导引疗法包括太极拳、八段锦和五禽戏等，可舒筋通络、调和气血，改善患者疲乏症状。以八段锦为例，主要分为8个步骤：两手托天理三焦，左右开弓似射雕，调理脾胃须单举，五劳七伤往后瞧，摇头摆尾去心火，双手攀足固肾腰，攒拳怒目增气力，背后七颠百病消。每天可进行2次中医导引疗法锻炼，每次30分钟，8周为一疗程。

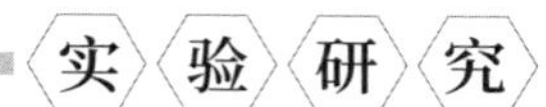

实验研究

现代药理研究表明，某些中药可通过调节免疫功能来改善患者疲乏状况。如西洋参中的活性成分——人参皂苷在动物实验中被证实能够减少炎症相关细胞因子的产生，并能帮助调节体内的皮质醇水平。黄芪中含有的多种化学成分具有增强免疫力、延长肿瘤患者生存期的作用，具体表现在增强免疫功能、抑制肿瘤细胞增殖、促进肿瘤细胞凋亡、抑制肿瘤血管生成等方面。白术中的挥发油、内酯类化合物、多糖、苷类成分、氨基酸及其他类化合物，具有提高机体免疫力、抗肿瘤、抗衰老、利尿的作用。女贞子内含的萜类、黄酮类和多糖等有效成分能够发挥调节免疫、延缓衰老、抗肿瘤、护肝及抗炎等作用。复方处方中如补中益气汤能调节机体的免疫状态，缓解疲乏。

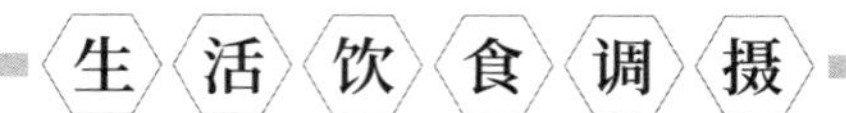

生活饮食调摄

1. 中医认为化疗药物性多苦寒，极易损伤脾胃、耗伤正气而致神疲乏力，故可适当服用党参、茯苓、黄芪、西洋参、莲子、小米、山药、大枣等补气调中之品，忌食生冷，避免过饱，慎食辛、辣、油腻、甜食等易损伤脾胃之物，如胡椒、冷饮、腌制肉类等。

2. 顺应四时节气，宜食用当季新鲜食材。运用中医辨证的思维指导饮食，丰富食谱，均衡饮食，保证人体每天所需的能量及营养需求。

3. 坚持适当的体育锻炼，每次运动15～20分钟，每周控制在5

次左右，并逐渐增加运动时间，运动方式可选择散步、打太极拳和跳交谊舞等。

食疗方举例

1. 养阴粥：党参、大枣、橘皮、麦冬、百合各15 g(粉碎)，枸杞子10 g，银耳15 g(泡发，剪碎)，粳米50 g。锅中加水200 ml，文火煮制50 ～ 70分钟，可加冰糖调味。

2. 补虚正气粥：炙黄芪50 g、党参50 g、粳米100 g。先将粳米放入水中浸泡30分钟备用，将炙黄芪、党参洗净，三者同放入锅中，加水2 000 ml，煎煮40 ～ 50分钟即可，服时可加白糖调味。

3. 甲鱼羊骨汤：甲鱼250 g、羊脊骨250 g(切块)，山药、红枣、党参、西洋参、枸杞子、核桃仁、当归、黄芪各10 g。先将中药浸泡30分钟，将上述食材同放入锅中，大火煎煮55分钟后转小火继续煎煮30分钟，食用前可加姜、葱等调味。

按语

1. 治疗癌因性疲乏应遵循“阴阳贵乎平，治病必求本”的理论，结合肿瘤本虚标实，以扶正固本为主，不可追寻“苦寒”消炎，伐伤正气。

2. 脾胃为后天之本，治疗时应注重调理脾胃，所谓“有胃气则生，无胃气则亡”。

3. 肾为先天之本，是脏腑气血生化之根，久病易伤及脾肾，治疗上可酌加补肾填精之品，以补养先天。

参考文献

[1] Ahlberg K, Ekman T, Gaston-Johansson F, et al. Assessment and management of cancer-related fatigue in adults[J]. Lancet (North American Edition), 2003, 362(9384): 640–650.

[2] Berger AM, Abernethy AP, Atkinson A,et al. NCCN Clinical Practice Guidelines Cancer-related Fatigue[J]. J Natl Compr Canc Netw, 2010, 8(8): 904–931.

[3] 王海明,李柏.癌因性疲乏的诊断及治疗新进展[J].中国肿瘤临床与康复,2014,21(10): 1274–1276.

[4] 谢晓冬,张潇宇.癌因性疲乏最新进展——NCCN(2018版)癌因性疲乏指南解读[J].中国肿瘤临床,2018,45(16): 817–820.

[5] 张永慧,林丽珠.癌因性疲乏患者的中医证候聚类分析[J].广州中医药大学学报,2016,33(04): 485–489.

[6] 闫军堂,刘晓倩,赵宇明,等.刘渡舟治疗肝炎后肝硬化证治经验[J].辽宁中医杂志,2013,40(08): 1545–1547.

[7] 江灶坤.柴可群运用“温补脾肾法”治疗结直肠癌癌症相关性疲乏的经验探析[D].浙江中医药大学,2016.

[8] 刘新军,尹君,徐振晔.徐振晔教授治疗肺癌经验方——肺岩宁方发微[J].中医临床研究,2015,7(14): 47–48.

[9] 袁东,章永红.章永红教授治疗晚期肺癌经验探析[J].世界中医药,2013,8(06): 645–647.

[10] 施云福,郭勇.肿瘤辅助放化疗期中医治则探讨[J].中华中医药学刊,2010,28(11): 2416–2417.

[11] 蒋志红,吴晶,徐燕.益气滋阴润肺食疗方配合化疗治疗肺癌及对生活质量的影响[J].陕西中医,2014,35(08): 945–947.

[12] 张辉,李果,姚金晓,等.中医情志护理和饮食护理干预癌因性疲乏临床研究[J].新中医,2019,51(07): 270–273.

[13] 陈淼,柴可群,余志红,等.柴可群补疏互用辨治癌因性疲乏[J].浙江中医杂志,2019,54(03): 181–182.

癌性脱发

癌性脱发（alopecia neoplastica）是肿瘤患者综合治疗中的常见不良反应，表现为头发逐步部分性或完全性脱落。正常毛发的每天脱落量在40 ～ 100根不等。肿瘤放化疗导致脱发，严重影响美观。癌性脱发主要由于化疗药物对皮肤的毒性反应，抑制毛根部细胞群的有丝分裂，细胞不能更新，从而使毛发发生萎缩、脱落；也可因为患者情绪焦虑、紧张，失眠等，导致神经功能紊乱，毛细血管收缩，毛囊血液供给不足，从而导致头发脱落。化疗引起的脱发通常发生在首次化疗开始的3周内，在化疗结束的3 ～ 6个月后脱落的毛发可再生，但大部分患者再生出的毛发质地及颜色可能会发生改变，这也使得患者在心理上无法接受。因此，如何治疗肿瘤相关性脱发对消除患者的心理障碍、提高化疗完成率、降低复发转移风险、延长生存期具有重要意义。中医在防治肿瘤相关性脱发方面具有较好治疗效果及独特优势。

认识

一、西医认识

目前化疗药物引起的脱发发病机制尚不明确。考虑可能与化疗药物能引起毛囊细胞凋亡，使生长期毛囊提前进入退行期，出现G1期停滞；P53在化疗药物使用过程中使细胞对凋亡更加敏感等机制相关；脱发与化疗药物的选用、剂量、联合用药、治疗周期的重复频率有关。引起脱发的常见药物有环磷酰胺、紫杉醇、长春新碱、甲氨蝶呤、氟尿嘧啶、柔红霉素、顺铂等，常见于肺癌、白血病、淋巴瘤、脑瘤等各种对化疗敏感的肿瘤。此外，肿瘤患者常伴有焦虑、恐惧、自卑、抑郁等精神心理因素，这也是导致脱发发生或加剧的重要原因。

现代医学预防和治疗脱发的方法主要有局部低温法、使用糖皮质激素类药物、头皮护理、毛发移植以及健康教育等。目前药物治疗效果尚不确切，且长期服用糖皮质激素类药物易产生不良反应，如导致体内糖、蛋白质、脂肪等代谢紊乱。而对于原发性脑肿瘤，用容积旋转调强技术进行治疗可降低脱发风险，促进毛发生长。新兴治疗脱发疗法是使用Janus激酶（JAK）抑制剂类药物，但目前缺乏有力的临床试验支持。

二、中医认识

发乃血之余、肾气华在发。中医理论认为，本病属于“油风”“斑秃”“发落”“毛坠”“蛀皮癣”等范畴。癌性脱发主要由于肿瘤引起机体脏腑功能失调，气血亏虚，血虚不能随气荣养皮肤，风邪乘虚侵入，风盛血燥；或因劳神劳形，伤及心脾，气血生化不足；或因素体虚弱，肝肾不足，精血亏虚；或因情志抑郁，肝郁化火，毛窍痹阻；或过食肥甘厚腻，痰湿内生，阻塞血液运行；或因肿瘤后期，耗气伤津，津亏血少，毛发失于濡养而成。本病以脏腑精血不足为本，瘀、毒、痰、湿为标。治以补养精血、扶正固本为主，兼以疏肝行气、活血化瘀、祛湿解毒等。

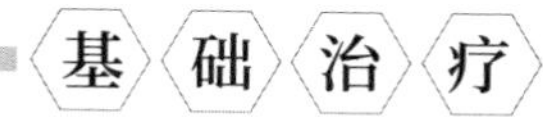

一、辨证论治

1. 肝气郁结证

本证常见于肿瘤早中期或放化疗阶段。临床主要表现为头发突然大量脱落，或随情绪变化出现大小不等、形状不一的脱发区，局部无炎症，平滑光亮，心情抑郁、胁下胀满，或急躁易怒、面红目赤，舌质红，苔薄黄，脉弦数。

治法：行气活血，养发生发。

代表方：逍遥散加减。

主要药物：柴胡15 g，当归10 g，白芍10 g，炒白术10 g，茯苓10 g，薄荷6 g，生姜5片，黄芩6 g，甘草6 g，生地黄15 g，川芎6 g。

2. 痰湿内蕴证

本证常见于肿瘤早中期或放化疗早中期阶段。临床主要表现为头发油腻稀疏，头皮覆有油腻鳞屑，瘙痒，面色淡黄，纳呆，或伴胃脘胀闷、嘈杂，或便溏，或大便黏滞不爽，舌质暗红，苔黄腻水滑，脉弦滑。

治法：祛湿化痰，健脾益气。

代表方：健脾除湿汤加减。

主要药物：茯苓皮15 g，炒白术16 g，黄芩10 g，山栀子10 g，泽泻15 g，茵陈蒿10 g，枳壳10 g，生地黄15 g，竹叶10 g，灯芯草10 g，甘草6 g。

3. 气血两虚证

本证常见于恶性肿瘤晚期或放化疗后。临床主要表现为头发干枯易折，稀疏易落，神疲乏力，面白少华，食少腹胀，心悸失眠，舌淡或黯，苔薄白或黄，脉细。

治法：补养气血，益发生发。

代表方：八珍汤合归脾汤加减。

主要药物：茯苓10 g，党参10 g，炒白术10 g，当归10 g，川芎6 g，白芍10 g，熟地黄15 g，牡丹皮10 g，何首乌10 g，炒酸枣仁10 g，远志10 g，炙黄芪10 g，炙甘草10 g。

4. 气虚血瘀证

本证多见于肿瘤早中期或化疗后。临床主要表现为发量稀少，发色枯黄或发白，头晕、疲倦乏力，面色欠润或晦暗，舌质紫暗，或有瘀斑、瘀点，苔薄黄，脉细涩。

治法：益气活血，化瘀通络。

代表方：当归黄芪汤合通窍活血汤加减。

主要药物：炙黄芪30 g，当归尾15 g，赤芍10 g，川芎6 g，地龙15 g，茯苓10 g，党参10 g，桃仁10 g，红花6 g，何首乌10 g，生姜5片，葱白10 g。

5. 血虚风燥证

本证多见于肿瘤进展阶段或放化疗期。临床主要表现为头发稀疏，干燥枯黄，头皮迭起鳞屑，自觉瘙痒，神情倦怠，气短乏力，大便秘结，舌质淡红有裂纹，苔少干燥，脉虚或细数。

治法：养血祛风，润燥生发。

代表方：当归饮子加减。

主要药物：当归15 g，制首乌10 g，荆芥6 g，防风6 g，炙黄芪10 g，白蒺藜10 g，川芎10 g，丹参10 g，鸡血藤15 g，苍术10 g，炙甘草10 g。

6. 肝肾亏虚证

本证多见于恶性肿瘤病程中后期或放化疗后。临床主要表现为头发稀少，干燥无泽，倦怠乏力，头昏目眩，耳鸣，失眠多梦，腰膝酸痛，舌暗红，少苔，脉细数。

治法：补益肝肾，养精生发。

代表方：六味地黄丸加减。

主要药物：熟地黄30 g，山药15 g，山茱萸15 g，泽泻10 g，茯苓10 g，旱莲草10 g，女贞子10 g，制首乌10 g，生地黄20 g，丹参10 g。

7. 阴虚内热证

本证多见于肿瘤中后期或放化疗后。临床主要表现为头发油腻稀疏，头皮瘙痒，烘热汗出，发丝易脱落、易折断，伴心烦失眠、夜寐多梦、手足心热、口干、大便干结，舌红绛，苔薄黄少津，脉弦细数。

治法：清热滋阴，凉血行血。

代表方：犀角地黄汤加减。

主要药物：水牛角20 g（先煎），生地黄20 g，赤芍10 g，白芍10 g，牡丹皮10 g，青蒿10 g，地骨皮10 g，黄柏10 g，知母10 g。

二、名中医治疗验方

1. 桂枝汤加减治疗寒湿凝滞型脱发

桂枝20 g，苍术15 g，白芷15 g，藿香15 g，石菖蒲20 g，法半夏20 g，朱茯神15 g，陈皮15 g，远志15 g，南山楂20 g，生姜20 g，炙甘草5 g。

2. 养血祛风利湿法治疗脱发

熟地黄20 g，当归10 g，川芎6 g，白芍10 g，制首乌20 g，天麻15 g，菟丝子20 g（包煎），羌活10 g，木瓜15 g，茯苓30 g，泽泻10 g。

三、临床验案

汪某某，男，47岁。

初诊：患者肺癌行放化疗，治疗后头发尽脱，浑身乏力，不思饮食，大便干，浑身骨痛，右侧身体及腹股沟处疼痛。诊见面黄不华，时有低热，脉细数，舌淡苔薄黄，予丁氏膏外涂。方药：台参须45 g，潞党参90 g，大熟地（砂仁拌）180 g，炙黄芪120 g，炒淮药60 g，朱茯神90 g，炒酸枣仁90 g，炙远志肉30 g，清炙草18 g，天冬60 g，麦冬60 g，厚杜仲（盐水炒）90 g，甘杞子60 g，川断肉（盐水炒）60 g，桑葚90 g，制首乌120 g，广陈皮30 g，仙半夏60 g，北秫米（炒包）90 g，宁子淡（淡菜）120 g，煅牡蛎120 g，紫贝齿120 g，紫石英90 g，胡桃肉（盐水炒去紫衣）20枚，五味子18 g，金樱子30 g，芡实90 g，川黄柏30 g，熟女贞子60 g，猪脊髓（酒洗）20条，红枣120 g，鳔胶（溶化收膏）60 g。上药煎4次，取浓汁，加龟板胶（烊化）120 g，清阿胶（烊化）120 g，均用陈酒炖烊，再加鳔胶和入白冰糖250 g，熔化收膏，每天早晚各服2匙，均用开水化服。

二诊：患者服上方2周后，头发渐生，发色由白转黑，精神转增，面色渐润，嘱其续服。

其他治疗

1. 中药外涂法

中药外涂是针对患病部位进行的局部治疗，具有疗效好、不良反应轻的特点。根据辨证选取中药，将中药材研磨成粉末，与醋、蜂蜜等调成膏状，以涂抹后不易掉落为度。将秃发区的头皮擦拭干净，把调好的膏药直接外涂于秃发区，每天1～2次，2～4周为1个疗程。

2. 中药外洗疗法

中药洗剂（何首乌、黄精、肉苁蓉、当归、白芍、丁香、熟地黄、黑芝麻、鸡血藤、太子参、皂角刺、菟丝子、生姜汁等）煎水外洗可达到益气活血，除湿益肾的功效。每天1次，10天为1个疗程，具有预防和治疗化疗后脱发的作用。

3. 针刺疗法

针灸治疗具有疏通经络、调整阴阳的作用。患者取坐位，局部消毒后，取百会、头维、生发穴（在风池与风府连线的中点）为主穴，翳明、上星、太阳、风池、鱼腰透丝竹空、安眠穴（在合谷与三间连线的中点）为配穴。针刺后行提插补泻手法。也可用梅花针叩刺头部督脉、膀胱经走行区、脱发区及生发穴，秃顶加百会、四神聪，秃鬓加头维，每天1次，1～2周为1个疗程。

4. 穴位按摩疗法

穴位按摩具有疏通经络、调整阴阳的作用。头部用推按、叩击手法，一般由前额开始向枕部推按、叩击，要求力度均匀，每次1分钟，每天5次，推叩至头皮发胀为止。指压穴位选百会、印堂、风池、肩三针、内关、曲池、合谷、足三里、解溪、三阴交、涌泉等穴双侧，每穴2～3分钟，均匀用力，轻重适当，感觉全身发热、酸麻胀感明显为止，每天1次，每次30分钟，2～3周为1个疗程。

实验研究

现代药理研究表明，中药可以通过多途径预防或治疗肿瘤相关性脱发。如黄芪多糖、甘草酸苷等通过调节免疫因子减轻脱发症状。人参提取物能够减少实验小鼠触须毛囊内细胞凋亡数，并呈现一定的剂量依赖性。牛蒡子苷能够通过调节丝裂原活化蛋白激酶（MAPK）和Wnt信号通路抑制过氧化氢（H_2O_2）引起的人毛乳头细胞（ROS）的产生，通过抗氧化应激减少脱发。黄芩苷通过激活毛囊Wnt/β-catenin信号通路和增加毛囊真皮乳头细胞（ALP）活性促进毛发生长。昆布提取物7-间苯三酚基鹅掌菜酚能够诱导体外培养的人毛乳头细胞IGF-1mRNA表达。何首乌、女贞子等中药混合煎剂能促进体外培养的猪毛囊毛发生长和毛囊内血管内皮生长因子（VEGF）表达。女贞子和齐敦果酸能够使体外培养小鼠触须毛囊HGF的表达上调并延长表达时间。

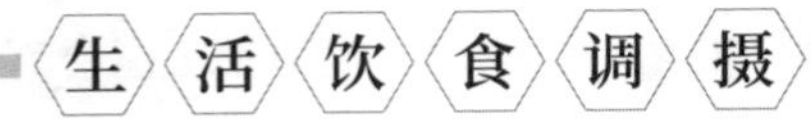

生活饮食调摄

1. 肿瘤病久耗伤精血，故饮食上当以补益精血为宜，兼顾补肾。可适量服用黑芝麻、桑葚、核桃仁、芡实、蛤士蟆等补肾益精之品及动物内脏、鹿茸等血肉有情之品，另可在中医指导下配合中药内服及外用洗护治疗。

2. 癌性脱发患者可多食粗粮，大米的表皮除含有丰富的维生素外，还含有铜、锌等微量元素，有利于防止脱发。多摄取低盐、低胆固醇、低脂肪的食物。既可防止毛乳头血液供应出现障碍，又可防止头发异常脱落。少吃油炸食品、全脂牛奶、奶油、奶油制品、巧克力、酒和咖啡等阻碍毛发生长的饮品和食物。

3. 梳理毛发时，可使用钝齿木梳，勿用力牵拉头发，避免染发、烫发。

食疗方举例

1. 生发粥：取黑芝麻50 g，熟地黄、当归、黄精各30 g，粳米200 g，先将粳米浸泡30分钟后，再放入其余中药，大火熬制15～20分钟，转小火20～30分钟，吃粥喝汤，2～3天1次。

2. 桑葚茯苓糯米粥：取鲜桑葚100 g，茯苓粉20 g，糯米100 g。先将桑葚洗净，再与茯苓粉、糯米同放入锅中，加水适量，熬煮成粥，每天服用。

3. 核桃芝麻粥：取核桃仁200 g，黑芝麻100 g，粳米100 g，将核桃仁及黑芝麻分别研末备用，粳米加水煮粥至七成熟，再加入核桃仁、黑芝麻各30 g，煮熟即可。每天分1～2次食用。

4. 羊骨桂圆红枣粥：取新鲜羊胫骨1～2根，捣碎成小块，加红枣、桂圆各10枚，糯米100～150 g，加适量水，大火熬制15分钟后，转小火熬30分钟，煮粥食用。冬至与立春之间服用，效果更佳。

按语

1. 癌性脱发多为精血亏虚，治疗上应重肝肾，补精血。

2. 中医外治法具有安全性好、疗效显著和使用方便等优点，配合中药内服，双管齐下，疗效显著。

3. 肿瘤患者情绪敏感，应注重情志护理。

4. 食疗方法简便、味佳，可行性高，且能提高患者的依从性，可作为脱发后期的巩固治疗。

参考文献

[1] 冀永宏.脱发的病因及治疗进展[J].临床医药实践,2015,24(1):49-50,80.
[2] Venkataram Mysore. Changing trends in hair restoration surgery[J]. Indian journal of Dermatology, Venereology and Leprology, 2006, 72(2): 103.
[3] 邬成霖.毛发的生长和常见脱发的治疗[J].浙江中西医结合杂志,2003,(04):8-9.
[4] 石光丽,余明金,马祖胜,等.局部低温护理对乳腺癌患者化疗致脱发的防治研究[J].武警医学院学报,2008(1):50-51.
[5] 张兴,李玉萍,黄永霞.药物引起的脱发反应[J].中国现代应用药学,2001,18(S1):158-159.
[6] 王勇,邹建红,李兴东,等.FUT+FUE治疗大面积脱发60例[J].中国美容医学,2013,22(18):1829-1831.
[7] Scoccianti Silvia, Simontacchi Gabriele, Greto Daniela, et al. Dosimetric Predictors of Acute and Chronic Alopecia in Primary Brain Cancer Patients Treated With Volumetric Modulated Arc Therapy[J]. Frontiers in oncology, 2020, 10: 467.
[8] Pourang Aunna, Mesinkovska Natasha Atanaskova. New and Emerging Therapies for Alopecia Areata[J]. Drugs, 2020, 80(7): 635-646.
[9] 温勤鉴,梁幼雅,姜倩娥.从中医角度探讨脱发病因病机与治疗[J].中国医药指南,2012,10(11):293-295.
[10] 田浩君,马葳.中医防治肿瘤放化疗后脱发思考[J].内蒙古中医药,2017,36(5):30-31.
[11] 赵洁,张宇明,荆月藜,等.中医治疗脱发的历史沿革[J].世界中西医结合杂志,2014,9(1):8-10,19.
[12] 吴孙思,李咏梅.李咏梅教授运用膏方治疗脂溢性脱发临床举隅[J].中国中西医结合皮肤性病学杂志,2018,17(6):546-549.
[13] 马小娟.梅花针叩刺加擦姜汁治疗脂溢性脱发40例[J].河南中医,2013,33(10):1761-1762.
[14] 罗磊,廉晓博,孙苗苗.郭立中运用桂枝方加减从表辨治疑难杂病验案3则[J].江苏中医药,2016,48(06):50-52.
[15] 养血祛风利湿治毛发脱落案[N].中国中医药报,2014-06-26(004).

癌性厌食

癌性厌食又名癌性厌食恶病质综合征（cancer anorexia-cachexia syndrome，CACS），是指因肿瘤病灶或治疗期间引起的食欲减退和进行性消瘦综合征，临床主要表现为厌食、早饱、体重减轻、体脂减少、肌力软弱等。癌性厌食是困扰中晚期肿瘤患者极其重要的临床问题之一，不仅会引起营养不良、慢性疲劳、睡眠障碍、内分泌及代谢紊乱等一系列问题，还会导致病情恶化、增加死亡的发生风险。厌食在癌症不同时期的发生率差异较大，在新确诊癌症患者群体中其发生率约为50%，而在晚期癌症患者群体中其发生率可高达80%。

认识

一、西医认识

癌症患者厌食的发生机制为肿瘤原因所致的下丘脑内摄食调节中枢功能受损，以及大脑皮质特定区域食物刺激处理中枢功能受损，此外肿瘤组织本身或机体诱导释放的某些物质，如肿瘤坏死因子-α、白细胞介素-1、白细胞介素-6等细胞因子，也可使患者发生厌食。厌食会引起营养不良和恶病质，进而影响患者的生活质量和预后。研究显示，厌食是癌症患者生存率的独立影响因素之一。

现代医学治疗肿瘤相关性厌食的措施主要包括药物治疗和非药物治疗。预期寿命达数月或数年时，食欲下降或丧失的癌症患者每天口服甲地孕酮；抑郁相关食欲下降或丧失的癌症患者每天睡前口服米氮平；胃瘫（饱腹感）的患者在三餐及睡前口服甲氧氯普胺等。

严重者可考虑静脉营养支持。但这些治疗方案只是暂时维持能量供应，无法从本质上改善厌食。

二、中医认识

中医理论认为，本病属于“痞满”“纳呆”或“食少”等范畴。肿瘤患者经放疗、化疗、手术等治疗后，脏腑功能失调，中焦气机不利，升降失职，运化失常。本病以脾胃脏腑功能失调、气血亏虚为本，肝郁、湿困、血瘀和食积等为标。治疗以益气养阴、运脾健胃消食和补益中焦等治法为核心，兼用补肾、解毒和活血化瘀等治法。

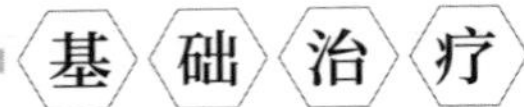

一、中医辨证分型治疗

1. 脾胃虚弱证

本证常见于肿瘤初期、术后或放化疗后。临床主要表现为食欲不振，呃逆，嗳气，面色萎黄，精神萎靡，少食懒言，大便溏薄，舌淡，苔薄白，脉细。

治法：健脾益气，和胃降逆。

代表方：香砂六君子汤加减。

主要药物：木香6 g，砂仁3 g（后下），党参10 g，炒白术10 g，茯苓10 g，姜半夏10 g，陈皮10 g，神曲10 g，炒麦芽10 g，焦山楂10 g，炙甘草6 g。

2. 脾虚湿困证

本证常见于肿瘤初中期或化疗初期。临床主要表现为食欲不振或不欲饮食，倦怠嗜卧，胸痞腹胀，腹泻，大便不爽，小便短少，舌淡，苔白而腻，脉滑。

治法：健脾渗湿，和胃化浊。

代表方：参苓白术散加减。

主要药物：党参10 g，炒白术10 g，茯苓10 g，白扁豆10 g，陈皮10 g，白蔻仁10 g（后下），莲子10 g，山药20 g，砂仁6 g（后下），炒薏苡仁30 g，厚朴10 g，佩兰10 g，炙甘草6 g。

3. 肝郁脾虚证

本证常见于肿瘤初中期或放化疗后。临床主要表现为食欲不振或纳呆拒食，情绪低落，郁郁寡欢，或急躁易怒，腹胀，便溏不爽，肠鸣矢气，或大便溏结不调，或腹痛欲泻，泻后痛减，舌苔白或腻，脉弦或弦细缓。

治法：疏肝解郁，健脾益胃。

代表方：逍遥散加减。

主要药物：柴胡10 g，白芍10 g，党参10 g，炒白术10 g，茯苓10 g，炙甘草6 g，当归10 g，薄荷6 g，佛手10 g，川芎6 g，枳壳10 g，炒麦芽15 g。

4. 食积胃肠证

本证常见于肿瘤术后。临床主要表现为食少难消，脘腹痞闷，嗳腐吞酸，倦怠乏力，大便不通或臭秽，苔腻微黄，脉虚弱。

治法：健脾和胃，消食止泻。

代表方：健脾丸合枳实导滞丸加减。

主要药物：党参10 g，炒白术15 g，陈皮10 g，炒麦芽15 g，焦山楂15 g，枳实10 g，法半夏10 g，神曲20 g，鸡内金10 g，荷叶6 g，茯苓10 g，黄芩10 g，黄连6 g，熟大黄6 g。

5. 脾胃阴虚证

本证常见于肿瘤放疗后。临床主要表现为食欲不振或不思饮食，口渴心烦，手足心热，倦怠乏力，四肢消瘦，唇干舌燥，大便干结，舌红少苔或无苔，脉细数。

治法：健脾益胃，养阴清热。

代表方：沙参麦冬汤加减。

主要药物：北沙参15 g，麦冬15 g，茯苓10 g，玉竹10 g，石斛10 g，黄精15 g，山药15 g，白扁豆10 g、白蔻仁10 g（后下），莲子

10 g,炒谷芽10 g,炒麦芽15 g。

6. 脾胃阳虚证

本证常见于肿瘤中晚期或术后、化疗后。临床主要表现为食欲不振,不思饮食,或拒食,胃脘痞满,腹痛绵绵,面色发白,手足逆冷,小便清长,舌淡,苔白,脉沉细。

治法:温中补气,健脾益胃。

代表方:升阳益胃汤加减。

主要药物:党参10 g,炙黄芪30 g,炒白术15 g,茯苓10 g,干姜10 g,丁香10 g,高良姜10 g,桂枝10 g,砂仁6 g(后下),白芍10 g,木香6 g,炒麦芽10 g,炒谷芽10 g,陈皮10 g,升麻6 g,柴胡6 g,防风6 g,独活6 g,羌活6 g,炙甘草6 g。

7. 瘀血内阻证

本证常见于肿瘤后期或放化疗后期。临床主要表现为不欲食,善忘,易惊恐,或表情迟钝,言语不利,伴肌肤甲错,口干不欲饮,双目晦暗,舌质暗或有瘀点、瘀斑,脉细涩。

治法:健脾理气,活血化瘀。

代表方:膈下逐瘀汤合四君子汤加减。

主要药物:五灵脂10 g(包煎),当归10 g,川芎6 g,桃仁9 g,丹皮6 g,赤芍10 g,乌药10 g,元胡6 g,炙甘草6 g,香附6 g,红花9 g,枳壳10 g,党参10 g,茯苓10 g,炒白术10 g。

二、名中医治疗验方

1. 益胃汤加减治疗厌食

北沙参15 g,麦冬15 g,玉竹15 g,生地黄10 g,冰糖15 g,石斛15 g,甘草5 g,砂仁6 g,鸡内金10 g,焦山楂15 g。

2. “清热消疳,健脾助运”法治疗小儿厌食症

胡黄连6 g,藿香6 g,苍术6 g,砂仁6 g,山药10 g,鸡内金10 g,麦芽10 g,山楂10 g。

三、临床验案

韩某，男。

初诊：1999年12月。患者于1995年7月开始出现无明显原因腹胀、乏力、肌肤黄染，经上海某医院上腹部CT报告为“胰头癌”。1995年8月在上海某医院行剖腹探查，术中见“胰头部肿块与周围组织广泛粘连，无法切除，发现胆囊结石”，行胆囊切除术、胆总管空肠T管架桥引流，术中胰头部灌注化疗药物（具体不详）。术后患者仍出现腹胀、尿黄、巩膜黄染、纳差。复查CT报告“胰头癌引流术后改变，左、右肝管扩大，胆总管扩张，胰管扩大”。入院时患者神疲、腹胀、纳呆、便溏、尿黄、肌肤黄染。证型：脾虚毒聚瘀阻。治则：健脾益气、清热解毒、软坚散结。方药：莪术30 g，柴胡15 g，郁金9 g，黄精12 g，桃仁30 g，党参12 g，茯苓30 g，姜半夏6 g，青皮、陈皮各5 g，红藤30 g，菝葜30 g，野葡萄藤30 g，藤梨根30 g，生牡蛎30 g，夏枯草15 g，山栀子9 g，田基黄30 g，土茯苓30 g，地龙30 g，八月扎30 g，山楂15 g，茵陈30 g，佛手9 g，川厚朴9 g，天龙6条，焦山楂、焦神曲各9 g，水煎服，每天2次。

服15剂后，患者腹胀、黄疸稍减，纳食有加，精神渐佳。此后患者持续门诊服上药加减治疗，病渐好转。

2002年5月上腹部CT复查报告“胰头、体之间病变较1995年片明显缩少”。查CD3：80.7%，CD8：52.9%，CA242：3 U/ml，CA50：10 U/ml。患者精神尚好，无腹胀及肌肤黄染，纳可。

患者经中药治疗生活质量明显改善，生存期明显延长。

（邱佳信医案）

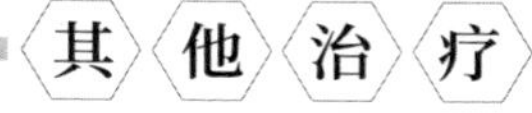

1. 推拿疗法

在手法刺激下，促进大肠、小肠、脾、胃等脏腑经气运行，使得气机调畅，经络疏通，胃肠蠕动增加。患者取仰卧位，医者位于患者右侧，取中脘、气海、关元、足三里等穴位，先用轻快的一指禅推法、摩法在胃脘部治疗，使热量渗透于胃腑，然后按揉中脘、气海、天枢等穴位，同时配合按揉足三里穴。每次10～20分钟，每周3～5次。

2. 针刺疗法

包括穴位注射、针刺和艾灸等。针刺较常用，使用三棱针，常规消毒后，于穴位处快速挑刺，使其流出少量黏液或数滴鲜血。如选取四缝穴（两手第2～5指掌面近侧指骨关节的横纹中点），局部常规消毒，取粗毫针或三棱针点刺0.1～0.2寸，单手每次2个穴位，双手轮流取穴，针刺后，挤出血或透明样黄白色黏液。

3. 热敏灸

热敏灸有助于改善食欲，调节脾胃，热敏穴位多出现在公孙、下脘、天枢、脾俞、胃俞、大肠俞等腹部、背腰部及小腿部区域。每次选取上述1～2个穴位，每次治疗以感传消失为度，10次为1个疗程，疗程间休息2～5天，共治疗2～3个疗程。

4. 穴位贴敷疗法

穴位贴敷具有调和脾胃、疏通经络及增强食欲的功效。辨证选取中药，将中药加工后，研成粉末，与米醋、蜂蜜等调成糊状，置于直径2～3 cm的穴位贴敷治疗的专用敷料内，后将敷料贴于神阙、关门和中脘等穴位，每次维持6～8小时，干后取下。若出现皮肤烧灼感明显，起泡等症状，应立即取下，必要时就医处理。

5. 耳穴埋豆疗法

此疗法可调节神经、内分泌系统，调理脏腑功能。患者取坐卧位，局部皮肤消毒后，选取双侧神门、饥点、大肠、脾、皮质下、胃和交感等耳穴，将粘有王不留行籽的方块胶布准确地贴于相应位置，分别按逆时针和顺时针方向按摩，各30次，直到耳部有微痛感及麻胀感。此外，每餐前按摩1次，3～5天更换耳贴1次。

实验研究

现代药理研究表明，中药可通过增强免疫力，调节胃肠动力，调节细胞因子等方面改善食欲。如白术内酯Ⅰ可以显著改善患者的食欲及体力状况。当归中的有效成分如挥发油、阿魏酸和当归多糖等能提高巨噬细胞的吞噬功能，促进细胞因子的产生并增强其表达，从而调节体液免疫，提高机体的免疫力；枸杞子提取物具有抗衰老、抗肿瘤、抗辐射及增强机体免疫力等作用；五味子乙素具有抑制肿瘤内血管生成、诱导细胞发生凋亡、逆转肿瘤细胞多药耐药性等作用。复方如参苓白术散具有调节胃肠运动的功能，小剂量使用对肠道蠕动有兴奋作用，大剂量则有抑制作用，可解除肠道痉挛。

生活饮食调摄

1. 在专业人士指导下做抗阻运动或有氧运动有利于改善癌症患者生活质量，对改善食欲也有一定效果。抗阻运动包括俯卧撑、蹲起、仰卧起坐等，每次40 ～ 60分钟，每周2 ～ 3次。有氧运动包括慢跑、快走及轻量球类运动等。

2. 针对不同症状可采取不同的进食策略：若患者易饱、恶心，则让患者充分了解进食及营养的重要性，提前预备糕点、饮料，鼓励患者在身体感觉舒适时多进食，少食多餐，可每隔1 ～ 2小时进食或有饥饿感时随时进食。进食顺序可按患者喜好，正餐时间可以吃固体食物，茶歇时间可以吃营养丰富的液体食物，避免饱胀感；若患者味觉或嗅觉退化，可丰富饮食种类，避免食用腥味较大的食物，可选取富含蛋白质的食物，如鲜鱼、鸡肉、蛋制品、豆制品等；若患者黏膜发炎、口腔溃疡、口干，则应选择质地软嫩、易于咀嚼的食物，必要时可用吸管进食流质食物，避免刺激性或粗糙食物，注意饭后清理口腔食物残渣，遵医嘱使用漱口药物；若饭后出现烧心感，可尝试饭后1小时保持站立或者坐姿。

食疗方举例

1. 山楂烧肉丁：山楂100 g，瘦猪（或牛）肉1 000 g，菜油适量，香菇、姜、葱、胡椒、白糖等调料适量。先将瘦肉切成片，下锅油爆，再用山楂等物调味，待卤透烧干，即可食用，有助于开胃。

2. 山药猪肚汤：猪肚一个，洗净去脂膜，切块，放入锅中，加水，文火慢煮至烂熟，酌加盐及调料，加入山药200 g（去皮切块），一同煮烂后食用。

3. 四花茶：取百合花6 g，合欢花9 g，绿梅花3 g，代代花3 g，生姜3片。泡水代茶饮，每天一剂。本方具有疏肝安神、健脾和胃的功效。

4. 二参酸梅汤：沙参10 g，太子参15 g，石斛6 g，麦冬9 g，山药10 g，乌梅9 g，山楂9 g，甘草3 g。共煎水400 ml，加冰糖、柠檬适量，制成二参酸梅汤，当果汁饮用。本方具有益气生津、补脾养胃的功效。

按语

1. 中医学认为放化疗等治疗损伤脾胃，导致厌食，治疗应以“健脾和胃”为主。

2. 中医外治法治疗癌性厌食，效果明显，又可避免患者口服中药不便，临床值得推广应用。

3. 厌食往往伴随恶病质，医护及家属应注意患者病情变化，关注其情绪。

参考文献

[1] Van Lancker A, Velghe A, Van Hecke A, et al. Prevalence of symptoms in older cancer patients receiving palliative care: a systematic review and meta-analysis[J]. J Pain Symptom Manage. 2014, 47(1): 90–104.

[2] 巴一.癌性厌食[J].肿瘤代谢与营养电子杂志，2015，2(4): 32.

[3] 温涛，高元喜，曾珍，等.中西医结合三联疗法治疗晚期癌症厌食症临床观察[J].湖北中医药大学学报，2014，16(1): 85–87.

[4] Laviano A, Koverech A, Seelaender M. Assessing pathophysiology of cancer anorexia[J]. Curr Opin Clin Nutr Metab Care, 2017, 20(5): 340–345.

[5] 马怀幸，李苏宜.肿瘤厌食发生机制及其诊治[J].肿瘤代谢与营养电子杂志，2018(2): 117–121.

[6] Tarricone R, Ricca G, Nyanzi-Wakholi B, et al. Impact of cancer anorexia-cachexia syndrome on health-related quality of life and resource utilisation: A systematic review[J]. Crit Rev Oncol Hematol, 2016, 99: 49–62.

[7] Levy MH, Back A, Benedetti C, et al. NCCN clinical practiceguidelines in oncology: palliative care[J]. J Natl Compr Canc Netw, 2009, 7(4): 436–473.

[8] 杨际平.癌症厌食的辨证施治[J].中国中医药现代远程教育，2008，6(7): 731.

[9] 任鹏飞，邓毅.当归及其有效成分药效学研究进展[J].西部中医药，2012，25(09): 125–128.

[10] 陈立格.枸杞子的药理作用和临床应用价值分析[J].世界最新医学信息文摘，2015，15(59): 92.

[11] 张方圆，沈傲梅，郭凤丽，等.中国癌症症状管理实践指南-厌食[J].护理研究，2019，33(15): 2549–2556.

[12] 李增宁，李晓玲，陈伟，等.肿瘤患者食欲评价和调节的专家共识[J].肿瘤代谢与营养电子杂志，2020，7(2): 169–177.

[13] 庄伟坤，赵恒侠，李惠林，等.国医大师张学文运用益胃汤治疗厌食临床经验[J].中国中医药信息杂志，2019，26(11)：121-123.

[14] 姜巍，王垂杰，王辉.国医大师李玉奇“清热消痞，健脾助运”法治疗小儿厌食症的临证运用[J].辽宁中医杂志，2015，42(12)：2308-2309.

白细胞减少症

白细胞减少症（leukopenia）是指外周血白细胞总数成人低于4×10^9/L，或儿童≥10岁者低于4.5×10^9/L，或<10岁者低于5.0×10^9/L的一种疾病。中性粒细胞占白细胞的70%，是外周血循环和免疫系统含量最丰富的白细胞。成人外周血中性粒细胞绝对值低于2.0×10^9/L，或儿童≥10岁者外周血中性粒细胞绝对值低于1.8×10^9/L，或<10岁者外周血中性粒细胞绝对值低于1.5×10^9/L，称为中性粒细胞减少症。当粒细胞严重减少，绝对值低于0.5×10^9/L，称为粒细胞缺乏症（儿童诊断标准同成人）。白细胞减少症是肿瘤患者常见的并发症之一，临床表现为不同程度头晕、乏力、感染等，部分粒细胞缺乏的患者可急性起病，突然出现高热、头痛、乏力等严重感染。白细胞减少会导致继发感染，影响治疗效果，严重者可能危及生命。近年来，中医药在治疗和预防放化疗后骨髓抑制方面发挥了独特作用，同时可改善癌症患者的全身状况。

认识

一、西医认识

骨髓是人体的造血器官，放化疗导致造血祖细胞耗竭时，急性骨髓抑制便发生。骨髓抑制导致白细胞减少、中性粒细胞缺乏是癌症患者在治疗过程中最大的阻碍，往往是造成患者不能足量完成化疗，或导致发生严重感染的重要原因。一般认为，粒细胞的减少开始于化疗停药后1周，停药后10～14天粒细胞绝对值降到最低。

现代医学的治疗方法主要有：①升白细胞药物，此类药物有鲨肝醇、利血生、肌苷、维生素B_4、碳酸锂、升白安等，可以促进造血功能，刺激白细胞生成，从而升高白细胞数量。但作用均较缓慢，适用于轻中度情况；② 基因重组人粒细胞集落刺激因子和重组人粒细胞巨噬细胞集落刺激因子，主要作用于粒祖细胞，促进其向成熟的中性粒细胞增殖、分化，并维持其功能和存活；③ 成分输血，严重的白细胞减少症可输注浓缩白细胞，预防出现严重感染；④ 骨髓移植，可使部分造血干细胞免受抗癌药物的损伤，有利于造血功能恢复；⑤ 糖皮质激素，不良反应多限制了临床使用；⑥ 其他诸如多耐药基因导入等，目前尚处于研究阶段。

二、中医认识

中医理论认为，本病属于“虚劳”“血虚”范畴。《内经》云：“邪之所凑，其气必虚。”肿瘤患者正气已亏，加之放化疗过程损害机体，致脏腑气血阴阳亏损，发为本病。本病病位与心、肝、脾、肾相关，尤以脾、肾二脏为切，治疗应以扶正固本为主，佐以健脾补肾、益气养血、活血化瘀等。

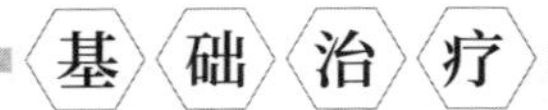

基础治疗

一、中医辨证分型

1. 气血两虚证

本证常见于肿瘤初中期或化疗早期患者。临床主要表现为面色萎黄无华，乏力气短懒言，语言低微，头晕目眩，失眠多梦，或心悸怔忡，纳呆食少，倦怠汗出，舌质淡，苔少，脉细微。

治法：补气养血，填精益髓。

代表方：归脾汤加减。

主要药物：炒白术、党参、当归、远志、阿胶（烊化）各15 g，炙黄芪30 g，茯神12 g，大枣10 g，熟地黄15 g，鸡血藤30 g，菟丝子15 g（包煎），山茱萸10 g，白芍10 g，山药10 g，炙甘草10 g。

2. 肾精亏虚证

本证常见于肿瘤放化疗的中后期。临床主要表现为头晕目眩，耳鸣耳聋，腰膝酸软，神疲健忘，畏寒肢冷。舌淡，苔少，脉沉细。

治法：补肾填精，滋养骨髓。

代表方：大补阴丸合龟鹿二仙胶加减。

主要药物：熟地黄30 g，盐知母15 g，盐黄柏15 g，醋龟甲30 g（先煎），龟板30 g（先煎），党参15 g，枸杞子15 g，炙黄芪15 g，女贞子15 g，旱莲草15 g。

3. 肝肾阴虚证

本证常见于肿瘤中晚期或放疗后期。临床主要表现为面色少华，两颧潮红，神疲乏力，头晕目眩，耳鸣如蝉，腰酸膝软，五心烦热，潮热盗汗，或咽干口燥，虚烦少寐，胁肋胀痛，男性梦多遗精，或妇女月经量少，舌质红，苔少，脉细数。

治法：滋补肝肾，益气养血。

代表方：左归丸加减。

主要药物：熟地黄30 g，枸杞子10 g，黄芪30 g，山药15 g，山茱萸15 g，怀牛膝10 g，牡丹皮10 g，杜仲15 g，当归10 g，龟板15 g（先煎），女贞子10 g，旱莲草10 g，菊花15 g，桂枝6 g。

4. 脾肾阳虚证

本证常见于肿瘤后期或放化疗后。临床主要表现为面色苍白，精神萎靡，形寒肢冷，神疲自汗，腰膝酸软，食少便溏，五更泄泻，完谷不化，小便清长，或下肢肿胀，或脘腹冷痛，舌质淡胖，边有齿痕，苔薄白，脉沉细。

治法：温补脾肾、补精填髓。

代表方：金匮肾气丸合附子理中丸加减。

主要药物：熟地黄、枸杞子、炙黄芪、补骨脂各30 g，山药、杜仲各15 g，枣皮12 g，肉桂、炮附子（先煎）、当归各10 g，干姜10 g，党参10 g，炒白术10 g。

5. 正虚血瘀证

本证常见于肿瘤放化疗后期。临床主要表现为面色晦暗，肌肤甲错，乏力纳少，心悸气短，畏寒肢冷，头晕耳鸣，腹胁积块，腰膝冷痛，或局部刺痛不移，鼻齿衄血，或午后低热，妇女月经量少，甚或经闭，舌质暗红，有瘀点、瘀斑，脉细涩。

治法：活血化瘀，益气养血。

代表方：桃红四物汤加减。

主要药物：党参15 g，黄芪30 g，当归15 g，鸡血藤30 g，熟地黄10 g，菟丝子10 g（包煎），桃仁10 g，红花10 g，川芎10 g，赤芍10 g，郁金10 g，山楂10 g，炙甘草10 g。

二、名中医治疗验方

1. 右归饮合归芪建中汤加减治疗白细胞减少症

黄芪30 g，熟地黄、白芍、当归、炒山药、山萸肉各15 g，杜仲、制附子（先煎）、鹿角胶（烊化）、白花蛇舌草、鸡血藤、益智仁、川芎、炙甘草各10 g。

2. 运用敦煌疗风虚瘦弱方加减治疗白细胞减少症

黄芪30 g，桂枝6 g，熟地黄15 g，当归10 g，麸炒白芍10 g，炒白术10 g，鸡内金30 g，神曲30 g，旱莲草30 g，女贞子30 g，牡蛎60 g（先煎），木香15 g，忍冬藤15 g，杜仲15 g，槟榔12 g，瓦楞子20 g（先煎），枳壳20 g，大枣6 g，炙甘草3 g，生姜3片。

3. 从脾肾论治白细胞减少症

三棱、莪术各12 g，三叶青、黄芪各30 g，黄精、黄芩各15 g，仙鹤草30 g，仙灵脾15 g，仙茅30 g，补骨脂15 g，当归30 g，鸡血藤、鸡内金、炒酸枣仁、夜交藤各15 g。

三、临床验案

陈某某，男，37岁。

初诊：2001年8月23日。患者2001年4月行脑部胶质细胞瘤手术，术后行化疗1次（AVM方案），化疗后血常规：白细胞2.3×10^9/L，中性粒细胞46%，红细胞3.2×10^{12}/L，血小板103×10^9/L，血红蛋白80 g/L。曾服用利血生、鲨肝醇治疗1月效果不显，遂来就诊。诊见：消瘦，神疲乏力，腰膝酸软，食纳欠佳，二便调，夜寐尚安。舌质淡红、苔薄，脉细弱。中医辨证：真元虚损，精血不足。治以填精益髓，益气养血。方药：龟鹿二仙汤加骨碎补15 g，炙黄芪、熟女贞子各30 g，阿胶（烊化）9 g，炒三仙各10 g，炙甘草6 g，大枣5枚。5剂，水煎，早晚分服。

二诊：患者服药尽剂，查血常规：白细胞3.2×10^9/L，中性粒细胞61%，红细胞3.7×10^{12}/L，血小板113×10^9/L，血红蛋白95 g/L。上方继服8剂。

三诊：患者服药尽剂，乏力明显减轻，食纳增加。查血常规：白细胞4.5×10^9/L，中性粒细胞69%，红细胞4.3×10^{12}/L，血小板139×10^9/L，血红蛋白102 g/L。继用益气养血剂以善其后。

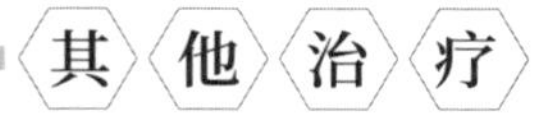

1. 艾灸疗法

艾灸具有行气活血、温经通络、扶阳固脱、强壮保健等作用，能激发及提高机体的免疫力。患者取仰卧位，局部皮肤消毒，艾条点燃后，置入艾灸盒内，固定于足三里、关元、血海等穴位施灸。灸至局部皮肤潮红为度，每次灸10 ～ 20分钟，每天1次，治疗从第1天开始至化疗结束。或选择隔姜灸，步骤如下：患者取仰卧位，局部皮肤消毒，切取厚度1 cm、硬币大小的生姜片，置于足三里、关元、神阙等穴位，捏取5 ～ 7 cm的艾炷置于生姜片上，点燃艾炷，燃烧至艾炷结束，每天3壮，14天为1个疗程。需要注意，放疗过程中放射部位皮肤较为敏感，应避免针对该部位进行艾灸，以免使皮肤破损。

2. 针刺疗法

针刺具有通经活络、扶正祛邪的功能。患者取仰卧位，局部皮肤消毒后，选取足三里、血海、合谷、关元、三阴交、肾俞、肝俞等穴位，采用2寸、3寸规格毫针进行针刺，行平补平泻法，以局部出现酸胀感为度，留针20 ～ 30分钟，每10分钟行针1次，1 ～ 2周为1个疗程。

3. 穴位注射疗法

穴位注射可使针刺、药物、穴位三者的作用有机结合，可增强临床疗效。药物可选择黄芪注射液、参麦注射液等，用5 ml一次性注射器抽取，取一侧足三里穴，先用手指按压，待酸胀疼痛感明显后，消毒局部皮肤，用备好药液的注射器缓慢直刺进针，抽吸无回血后缓慢注入药液半量，同法将剩余药液注入另一侧足三里穴，7 ～ 10天为1个疗程。

实验研究

现代药理研究表明，中药可通过多种途径来促进白细胞升高。如当归多糖能促进造血干细胞和造血祖细胞的增殖和分化，直接或间接刺激造血微环境中的巨噬细胞，从基因水平和蛋白水平上促进造血调控因子的合成和分泌，从而改善造血功能。黄芪可增加细胞内环磷酸腺苷的含量，促进骨髓细胞的分裂、分化，进而促进血细胞的生成、发育和成熟。白术对红系晚期祖细胞集落和红系早期祖细胞-爆式集落均有促进增殖的作用，且可调节白细胞介素-1，改善骨髓造血功能。枸杞多糖（LBP）能够促进放、化疗引起的小鼠骨髓抑制中造血功能的恢复。中药复方如参芪片不但对化疗过程中出现的白细胞减少的现象有预防的作用，能有效减少粒细胞集落刺激因子的使用，还能使因白细胞减少引起的继发性感染有效减少，从而避免出现疗程中断或者延缓的情况，有利于化疗顺利进行。

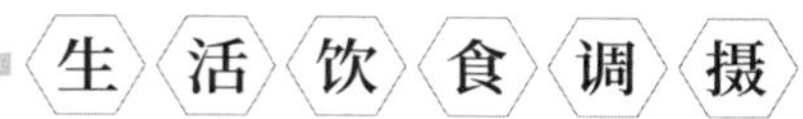

生活饮食调摄

1. 化疗中易出现恶心、呕吐、腹泻、食欲减退等不良反应，宜根据患者自身情况及病情制定科学的饮食计划，以维持人体水电解质平衡。适当摄入高钾食物，如香蕉、橙子、油菜、海带、韭菜、番茄、蘑菇、菠菜等。建议增加高蛋白、高维生素、高热量食物的摄入，注意餐前、餐后的手卫生及口腔清洁，避免进食未经烹饪的蔬菜，以免发生肠道感染。

2. 使用独立餐具，注意手、口腔、会阴皮肤的清洁卫生，实行保护性隔离；建议使用紫外线消毒灯对室内进行消毒，每天2次。

3. 保持室内空气新鲜，经常通风，保持室温、湿度适宜，控制亲友的探访时间。

4. 避免去公共场所，以减少感染机会，如果必须外出，最好佩戴口罩。

食疗方举例

1. 牛筋血藤骨脂汤：牛蹄筋50 g，鸡血藤30 ～ 50 g，补骨脂10 ～ 20 g，食材洗净后与水共煎60分钟，蹄筋熟烂后，取汁服用。该汤具有补肝肾、强筋骨、养血功效。

2. 党参粥：党参粉30 g，冰糖少量，粳米100 g，同入砂锅煮粥，尤宜秋冬季节早晨服用。本方大补元气，具有益气生血的功效。

3. 黄芪鳝鱼汤：炙黄芪 30 g，新鲜山药 100 g，鳝鱼 1 条（约 50 g），生姜少许，加水 1 000 ml，煮沸后小火煎 1 小时，滤渣后可根据患者口味适当加少许葱花和食盐，饮汤、食肉。本方可在化疗前 3 天开始服用，早晚各 1 次，连续服用 13 天。

4. 归芪猪蹄汤：将当归、黄芪、猪蹄按 1∶5∶60 的重量比例备好，猪蹄洗净斩块，放入锅中，加适量水，先大火煮沸，拂去上层油沫，再用小火熬制 2 小时，可适当调味。在化疗前至少 1 周开始服用，喝汤吃肉，每天 1 次，连续服用 14 天。

按语

1. 白细胞减少症多发生于放化疗后，此时机体正气亏虚，毒邪乘虚而入。治疗上应以扶助正气为主，兼以祛邪。

2. 白细胞减少容易造成感染。在加强临床救治的同时，也要注意预防感染，避免病情进一步恶化，影响后期治疗。

参考文献

[1] 任志兵. 十全大补汤加减预防化疗骨髓抑制的临床观察[J]. 中国当代医学，2005，4（7）：25.

[2] 范奎，代良敏，伍振峰，等. 放化疗所致骨髓抑制的研究进展[J]. 中华中医药杂志，2017，32（1）：210–214.

[3] 黄学信，林本耀. 现代肿瘤学诊疗手册[M]. 北京：北京医科大学中国协和大学联合出版社，1997：360–380.

[4] 唐欣，黄裴. 黄芪鳝鱼汤防治气血亏虚型乳腺癌患者化疗后白细胞减少症

临床观察[J].亚太传统医药,2016,12(7):140-141.
[5] 苏丽瑛,康宁,吴晓丽,等.李仝教授治疗肿瘤经验偶拾[J].中华中医药杂志(原中国医药学报),2012,27(05):1334-1336.
[6] 梁丽娟,米友军,孙超.李应存教授运用敦煌疗风虚瘦弱方治疗白细胞减少症经验[J].中医研究,2014,27(9):44-46.
[7] 曾理兮,陈志炉,魏克民.魏克民从脾肾论治白细胞减少症经验[J].浙江中西医结合杂志,2019,29(01):5,15.

肿瘤相关性呃逆

肿瘤相关性呃逆（tumor-associated hiccup，TAH）是以喉间呃呃连声，声短而频，难以自制为主要表现的病证。肿瘤相关性呃逆是指由肿瘤本身的病变、肿瘤引起微环境的改变以及手术、放疗、化疗等因素而诱发的呃逆。持续痉挛超过48小时未停止者，称为顽固性膈肌痉挛，也称为顽固性呃逆（intractable hiccup，IH）。恶性肿瘤患者化疗后顽固性呃逆的发生率为2%，接受顺铂化疗方案的患者呃逆发生率甚至高达41.2%。

认识

一、西医认识

肿瘤相关性呃逆的病因包括：在手术、放疗、化疗过程中，或刺激了膈神经导致膈肌痉挛，或某些化疗药物兴奋迷走神经，或肿瘤及恶性胸腹水直接压迫膈肌等，常见于食管癌、肺癌、胃癌等肿瘤。

现代医学的治疗包括药物和非药物治疗。对于呃逆初期症状不显著者，可采取按压框上神经法、牵舌法、憋气法等。药物治疗包括抗精神病药、钙通道阻滞药、镇静催眠药、胆碱酯酶抑制药等，但长期服用易出现口干、烦躁、心率加快等不良反应，并且停用药物后，容易出现呃逆症状加重的情况。膈神经阻滞也是常用方法之一，但此方法存在一定的风险。

二、中医认识

中医理论认为，本病归属于“哕逆”疾病范畴。肿瘤患者正气不足，加之手术或放化疗后胃气受损；或急于进补而痰湿壅滞，使胃受纳传化功能失常，胃气上逆；或肿瘤病久，久病及肾，肾失摄纳，冲气挟胃气上逆而动膈；或肿瘤患者情绪紧张、焦虑，使肝木过旺，克伤脾胃，均可出现胃气上逆、呃逆表现。本病病机为胃失和降、胃气上逆。病位主要在胃，与肝、脾、肾相关。治法应以扶正祛邪、和胃降逆为主，辅以散寒、清热、补虚、养阴、化痰等。

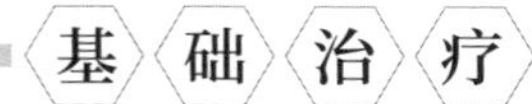

一、中医辨证分型治疗

1. 脾胃亏虚证

本证常见于肿瘤术后或放化疗后、晚期体质虚弱者。主要表现为呃声低微，倦怠乏力，食少便溏，面色少华，头晕气短，怕冷，唇甲色淡，舌淡苔白，脉细弱、细微。

治法：健脾益气，和胃降逆。

代表方：丁香柿蒂散合升阳益胃汤加减。

主要药物：丁香10 g，柿蒂10 g，干姜10 g，高良姜10 g，陈皮10 g，青皮10 g，姜半夏10 g，党参20 g，茯苓10 g，炒白术15 g，柴胡6 g，升麻6 g，防风6 g，羌活6 g，独活6 g，泽泻10 g，炙黄芪20 g，当归10 g，生姜5片。

2. 肝气犯胃证

本证多见于肿瘤初中期或放化疗初期。主要表现为呃逆连声，常因情志不畅诱发或加重，伴反酸、胸胁满闷、脘腹胀满、肠鸣矢气，舌苔薄白，脉弦。

治法：疏肝解郁，和胃降逆。

代表方：柴胡疏肝散合旋覆代赭汤加减。

主要药物：柴胡10 g，枳壳10 g，川芎10 g，陈皮10 g，木香10 g，槟榔10 g，枳实15 g，乌药12 g，旋覆花30 g（包煎），代赭石10 g（先煎），生姜10片，党参10 g，炙甘草6 g，大枣10 g。

3. 痰湿内蕴证

本证多见于肿瘤初中期或放化疗后。主要表现为呃逆，频频嗳气，声音低沉，胃脘痞闷，胀满不适，呕恶，肢体沉重，口淡不渴，舌淡胖，苔白腻，脉沉缓或滑。

治法：健脾和胃，化痰祛湿。

代表方：丁香柿蒂散合参苓白术散加减。

主要药物：丁香10 g，柿蒂10 g，高良姜10 g，香附10 g，制陈皮10 g，姜半夏10 g，乌药10 g，厚朴20 g，代赭石10 g（先煎），炒白术10 g，茯苓10 g，莲子10 g，山药10 g，砂仁6 g（后下），薏苡仁30 g。

4. 胃阴亏虚证

本证多见于肿瘤放疗后。主要表现为呃声短促而不得续，午后或夜间多见，虚烦少气，口咽干燥，大便干结，可伴手足心热或骨蒸潮热，舌质红，少苔或无苔，脉细数。

治法：滋阴清热，降逆止呃。

代表方：橘皮竹茹汤合益胃汤加减。

主要药物：橘皮15 g，竹茹15 g，生姜10片，党参10 g，大枣10 g，沙参15 g，麦门冬15 g，玉竹15 g，生地黄20 g，柿蒂10 g，代赭石30 g（先煎），石斛10 g，甘草10 g。

5. 脾肾两虚证

本证多见于肿瘤中晚期或放化疗后。主要表现为呃逆声低长无力，频吐清水，喜温喜按，手足不温，大便溏薄或完谷不化，舌淡，苔薄白，脉沉细无力。

治法：温阳补肾，降逆止呃。

代表方：理中丸合金匮肾气丸加减。

主要药物：干姜10 g，党参20 g，炙甘草10 g，桂枝10 g，制附子10 g（先煎），熟地黄15 g，山药20 g，山茱萸20 g，茯苓15 g，泽泻15 g，沉香5 g（后下），紫石英20 g（先煎）。

二、名中医治疗验方

1. 逍遥散合旋覆代赭石汤加减治疗乳腺癌伴顽固性呃逆

醋柴胡30 g，郁金30 g，白芍30 g，当归10 g，炒白术20 g，云茯苓30 g，薄荷5 g，旋覆花（包煎）50 g，代赭石（打碎）30 g，太子参30 g，青黛（包煎）10 g，蛤粉（包煎）10 g，黄连5 g，肉桂1 g，降香10 g，沉香10 g，琥珀（冲）9 g。

2. 香砂温中汤加减治疗呃逆

炒白术10 g，茯苓15 g，橘红10 g，半夏10 g，木香6 g，砂仁8 g（后下），川厚朴10 g，枳实10 g，佛手10 g，藿香15 g，丁香5 g，柿蒂15 g，焦山楂12 g，焦麦芽12 g，焦神曲12 g，甘草3 g，生姜5片。

三、临床验案

患者，男，66岁。

初诊：2012年7月。患者近1月来出现呃逆频频，入睡能止，醒来即发，伴恶心、乏力、纳差、消瘦、右上腹疼痛不适。已用橘皮竹茹汤、丁香柿蒂汤、旋覆代赭汤等，效果均不明显。甲氧氯普胺内关穴注射，呃逆暂止，1小时后又复发。查体见皮肤、巩膜中度黄染，肝区叩击痛阳性，移动性浊音阳性，双下肢凹陷性水肿，舌红少苔，脉弦细。既往乙肝病史30余年，2月复查发现肝癌，先后行肝动脉化疗栓塞（TACE）术2次。肝脏CT提示：TACE术后，多发肝癌，门静脉主干及左支癌栓，门静脉主干旁淋巴结增大，肝硬化，脾大，腹水。电子胃镜提示：门静脉高压性胃病，食管下段静脉轻度曲张，胃底静脉曲张，十二指肠球部溃疡。诊断：癌症晚期。辨证：元气衰败，兼有阴亏。方药：炮附片15 g（先煎），干姜10 g，炙黄芪30 g，党参30 g，肉桂9 g，姜半夏10 g，山药15 g，茯苓皮30 g，炒白术15 g，玉竹10 g，石斛12 g，沙参15 g，焦山楂10 g，炒谷芽15 g，炒麦芽15 g，炙甘草6 g，代赭石30 g。7剂，水煎取汁，少量频服。

二诊：患者服药尽剂，呃逆、乏力、纳差等症有好转，续服7剂。

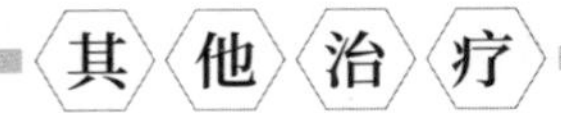

其他治疗

1. 针刺疗法

患者取坐卧位，选取太冲、合谷、内关、攒竹、天突、足三里等穴位，局部皮肤消毒后，采用3寸规格毫针进行针刺，行提插捻转平补平泻法，以局部出现酸胀感为度，得气后留针30分钟，其间每15分钟行针1次。每天1次，共治疗14天。单独针刺天突穴配合按揉膻中穴、按压人中穴或翳风穴亦可起到较好的止呃降逆作用。

2. 耳穴埋豆疗法

耳穴埋豆疗法具有简单易行、安全有效等特点，便于非专业人士操作。患者取坐卧位，选取膈、交感、胃、肝、神门等穴；实证加大肠、心、胆等穴；虚证加大小肠、脾、胰等穴。耳部消毒干净后，用王不留行籽贴压穴位即可。每次贴敷时间3 ～ 5天，每天按压4 ～ 6次不等，1 ～ 2周为1个疗程。

3. 穴位贴敷疗法

患者取坐卧位，选用丁香、吴茱萸、柿蒂、旋覆花，各10 g研末醋调，置于穴位贴敷专用敷料内，外敷神阙穴，每天更换1次，连续1周。也可选用麝香填脐后行隔姜灸治疗。具体方法如下：75%酒精棉棒消毒脐部皮肤，取麝香0.3 g，研末填于肚脐，后将厚约0.2 cm、半径2.0 cm的生姜片贴于肚脐之上，用艾条灸姜片，20分钟后弃姜片，用敷贴贴封肚脐。每天治疗1次，10天为1个疗程。

4. 穴位按摩疗法

根据症状，选取选取翳风、内关、足三里等穴位。操作前，操作者将指甲修剪至平圆润滑，手指皮肤消毒。操作时，患者端坐，操作者站在患者前方，面对患者，双手拇指张开，其他四指并拢，固定患者头部，拇指置于翳风穴，以拇指按压穴位，先重按，待得气后慢慢旋转按揉，持续5～8分钟。两侧穴位可同时进行按压，余内关、足三里手法同前。

5. 艾灸疗法

患者取坐卧位，以足三里为主穴，配合中脘、膈俞、内关、关元等穴位进行治疗。局部皮肤消毒后，采用隔姜灸（切取0.2 cm厚、2.0 cm宽的姜片，再用针刺姜片数个小孔，后将艾炷点燃，置其上），以皮肤红晕为度。每天1次，每次选3～5穴，每穴灸5～7壮，5天为1个疗程。

6. 鼻嗅法

《景岳全书》记载“嗅法，治呃逆服药不效者，用硫黄、乳香等分，以酒煎，令患人以鼻嗅之效”。鼻嗅法以外源性刺激鼻部使嚏出，将人体内逆乱气机通过喷嚏理顺。

7. 饮水弯腰快速止呃逆

患者俯卧于床上，含一口温开水，将胸部探出床边，高度尽量低于床面，然后将水徐徐咽下。（此法应有医护人员在床旁指导协助患者，注意安全，病情较重及吞咽障碍者禁用此法）

实验研究

现代医学研究认为，中药或中医疗法通过多途径、多靶点治疗肿瘤相关性呃逆，如丁香柿蒂汤降逆止呃主要与89个化学成分相关，主要靶标为大麻素受体1（CNR1）。CNR1一方面通过抑制γ-氨基丁酸（GABA），多巴胺和5-羟色胺（5-HT）的释放而抑制呃逆的发生；另一方面，CNR1激活可抑制胃肠动力、延迟胃排空，推测可能是通过脑-肠轴发挥调节胃肠运动的作用。同时，丁香柿蒂汤降逆止呃的作用可能与神经系统、核苷酸代谢相关。

攒竹穴所处部位皮下布有额神经内侧支，刺激攒竹穴可通过面神经直接兴奋大脑皮层的高级中枢，通过神经反射，抑制迷走神经的异常兴奋，从而缓解膈肌的痉挛，达到治呃之效。

神阙穴穴位贴敷，可同时发挥药物和穴位的双重治疗作用，穴药效应通过经络的整合，可激发机体的调节功能，反射性地引起大脑皮层病灶感应点周围区域的抑制；加之药物在穴位处滞留时间较长，可增强与延续穴位的治疗作用，通过神经系统的反射与传导，反馈性调节胃肠及膈的自主神经功能，抑制膈肌痉挛，使膈肌和辅助呼吸肌的张力下降，从而解除呃逆症状。

生活饮食调摄

1. 避免过食生冷或寒凉食物、辛热煎炒之品及温补之剂，以免刺激膈肌。

2. 少进食产气的食物，如牛奶和豆类，防止出现胃肠胀气；避免过度进补，滋腻碍胃。忌吃醋、萝卜、橄榄、红薯、芋头、木薯、玉米、南瓜、韭菜和米粉等食物。

3. 进食时须协助患者坐起或将床头抬高30°，进食后保持此体位至少30分钟，进食勿过多、过快，必要时给予促胃动力及抑酸药，防止胃潴留及食管反流。

4. 保持情志舒畅，避免肝气郁滞犯胃，引起胃气上逆作呃逆。出现呃逆时，适当使用移情方法，转移患者对呃逆的注意力，缓解焦虑、紧张的情绪。

5. 积极配合医生治疗，在病情允许的情况下，可适量给予镇静剂，缓解患者紧张、烦躁情绪，保证患者休息环境的安静，减少耗氧量。

6. 治疗期间注意保暖，忌着凉，尤其注意脐周的保暖，可用热水袋热敷腹部，并每晚取热水泡脚20 ～ 30分钟。

食疗方举例

1. 刀豆生姜饮：带壳老刀豆50 g，生姜10 g，红糖20 g。将刀豆、生姜用水煎20～30分钟，去渣取汁加红糖，放温即可饮用，每天1～2次。具有温中健脾和胃的功效，适用于胃寒型呃逆患者。

2. 山药枸杞粥：山药100 g，枸杞子20 g，粳米100 g。将山药、枸杞子、粳米淘洗干净入锅同煮至熟烂，放温即可食用。具有健脾益肾的功效，适用于脾肾阴虚型呃逆患者。

3. 葱白饮：小葱葱白连根5～8支、生姜15 g。煎服饮用。适用于感寒后呃逆。

4. 石斛玉竹炖鸭汤：石斛10 g，玉竹15 g，鸭肉250 g。将石斛、玉竹洗净浸泡，再将鸭肉切块，入锅加水煮沸，加入上述食材，炖45～60分钟后，可加入适量调味品，适用于胃阴虚型呃逆患者。

5. 枇杷叶粥：枇杷叶10～15 g（鲜者20～30 g），粳米50～100 g，冰糖少许。先将枇杷叶包煎，取浓汁后去渣；或将鲜枇杷叶洗净背面的绒毛，切细后煎汁去渣。入粳米煮成稀薄粥，粥成后加入冰糖少许。食粥，每天1～2次。具有清热泻火、平胃降逆的功效，适用于胃火上逆引起的呃逆。

按语

1. 肿瘤患者多伴有癌毒积聚，手术及放化疗后正气损伤，情志焦虑紧张导致的气机不畅等，病机较复杂。出现呃逆时，须细细审查、抽丝剥茧，方可抓住病机、准确用药。

2. 临床可采用药物和非药物等多种方法，综合治疗，以求尽快止呃。

参考文献

[1] Steger M, Schneemann M, Fox M. Systemic review: the pathogenesis and pharmacological treatment of hiccups[J]. Aliment Pharmacol Ther, 2015, 42(9): 1037–1050.

[2] Liaw C C, Wang C H, Chang H K, et al. Cisplatin-Related Hiccups: Male Predominance, Induction by Dexamethasone, and Protection Against Nausea and Vomiting[J]. Journal of Pain & Symptom Management, 2005, 30(4): 359–366.

[3] 王强平，白敏，曾令春.中药治疗呃逆疗效的Meta分析[J].辽宁中医杂志，2012，39(03): 402–406.

[4] 丁秀芳，刘方铭.针刺天突配合按揉膻中治疗癌性呃逆26例[J].中国针灸，2014，34(8): 746.

[5] 吴燕波.耳穴埋针治疗因肿瘤及肿瘤治疗所致的呃逆[J].现代中西医结合杂志，2008，17(9): 1377–1378.

[6] 苏超，张翠玲.中药贴敷治疗肝癌顽固性呃逆37例[J].中医外治杂志，2013，22(3): 15.

[7] 刘春光，王洋.脐疗治疗恶性肿瘤引起的呃逆32例[J].中国民间疗法，2011，19(7): 19.

[8] 王淑芳，王红，谭学芬，等.快速治疗化疗后呃逆一法[J].实用中医内科杂志，2004，(05): 412–413.

[9] 杨连松，时秋菊，邢丽君.指压攒竹穴加针刺治疗顽固性呃逆95例[J].陕西中医，2005，(3): 261.

[10] 谢金东，涂春香，陈继承，等.丁香柿蒂汤及其拆方对小鼠离体小肠收缩活动的影响[J].福建中医学院学报，2010，20(4): 36–37.

[11] 顾春燕，李亚飞，查晓东，等.丁香柿蒂汤治疗顽固性呃逆27例临床观察[J].湖南中医杂志，2015，31(9): 47–48.

[12] 方玉红，毕朝霞，毕俊芳，等.张士舜以和法治疗肿瘤经验总结[J].中医

学报,2015,(12): 1718-1719,1723.

[13] 于鲲,董树平.国医大师李振华教授治呃逆验案1则[J].中医研究,2014,27(06): 46-47.

[14] 陶小华,杨法根,唐翠兰,等.温脾补肾法治疗肝癌晚期顽固性呃逆的体会[J].中国中医急症,2013,22(6): 946-947.

化疗相关性闭经

化疗相关性闭经（chemotherapy-induced amenorrhea，CIA）是指因化疗导致的卵巢功能的损伤，从而使月经暂时或永久消失，是女性肿瘤患者化疗后最常见的并发症之一。化疗可对卵巢功能造成不同程度的损伤，化疗开始阶段约有84.2%的患者曾出现闭经或月经紊乱。目前，国际上对CIA的定义没有统一标准，通常认为化疗开始6个月内出现停经，也有研究认为CIA是开始化疗的1年内出现闭经且持续时间大于12个月。

认识

一、西医认识

化疗对卵巢功能影响的机制目前尚未完全阐明，目前认为主要与患者年龄、首次月经时间、化疗药物种类如蒽环类、紫杉类、他莫昔芬等相关。主要体现在卵泡数量减少和黄体功能丧失。不同的化疗药物对卵巢的影响方式不同。化疗药物引起患者出现闭经的原因主要是：化疗药物诱导卵母细胞、卵巢颗粒细胞使其凋亡，导致卵泡闭锁和卵巢组织纤维化，颗粒细胞不能分泌激素，卵巢功能衰竭。常见导致闭经的药物如环磷酰胺、白消安、干扰素等。常见于乳腺癌、垂体瘤、鼻咽癌、子宫内膜癌、非霍奇金淋巴瘤等肿瘤。

目前，现代医学治疗化疗相关性闭经主要有冷冻治疗和药物治疗。冷冻治疗包括胚胎冷冻技术、卵巢组织冻存移植技术等，主要是为了保存育龄期肿瘤患者的生育力；药物治疗包括激素替代疗法和促性腺激素释放激素类似物疗法。长期使用激素易出现病理性骨折、满月脸、水牛背等不良反应。

二、中医认识

中医理论认为，本病属于"月经后期""月经过少""闭经"等范畴；化疗导致的闭经主要与脏腑功能失调相关。肿瘤患者化疗后脾肾亏虚，肝失疏泄，进而导致冲任不调，出现闭经。按"辨证求因"原则，可分为虚实两端。虚者多因先天不足，加之手术、放化疗后损伤，以致肝肾亏损，或气血虚弱，导致血虚精少，血海空虚；实者多因情志失调，气机紊乱，瘀堵脉道，阻碍经血下行。本病虚实夹杂，以虚证为主，病位在肝、心、脾、肾，尤与肝、肾密切相关。治疗原则应以扶正祛邪、滋补肝肾为主，同时辅以益气养血、疏肝行气、活血化瘀等法。

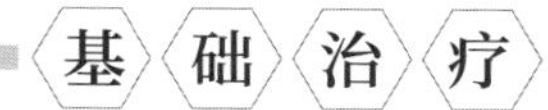

一、中医辨证分型治疗

1. 气滞血瘀证

本证多见于乳腺癌、肝癌化疗后。临床主要表现为月经未至，精神抑郁，或烦躁易怒，伴胁腹胀痛拒按，胸胁胀满，嗳气叹息，舌紫黯或有瘀点，脉沉弦或涩而有力。

治法：活血祛瘀，疏肝调经。

代表方：膈下逐瘀汤加减。

主要药物：当归10 g，赤芍10 g，桃仁9 g，川芎9 g，枳壳10 g，红花9 g，延胡索10 g，五灵脂10 g（包煎），牡丹皮10 g，乌药10 g，柴胡10 g，香附10 g，郁金10 g，炙甘草6 g。

2. 痰湿阻滞证

本证多见于肿瘤或放化疗患者。临床主要表现为月经停闭，形体肥胖，胸胁胀闷，呕恶痰多，面浮足肿，苔腻，脉滑。

治法：燥湿化痰，调理冲任。

代表方：苍附导痰汤加减。

主要药物：苍术10 g，香附10 g，陈皮10 g，枳壳10 g，茯苓15 g，胆南星10 g，姜半夏10 g，炙甘草6 g，当归15 g，川芎10 g，石菖蒲10 g。

3. 气血亏虚证

本证多见于肿瘤中后期或放化疗后。临床主要表现为月经停闭数月，伴面色萎黄不华，倦怠乏力，头目眩晕，胸闷心慌，心悸怔忡，少寐多梦，大便稀少，舌淡，苔少，脉细。

治法：健脾益气，养血调经。

代表方：归脾汤加减。

主要药物：炒白术10 g，党参15 g，炙黄芪30 g，当归10 g，炙甘草5 g，茯苓15 g，远志10 g，肉桂15 g，炒酸枣仁10 g，木香6 g，红枣10 g，夜交藤15 g，鸡血藤20 g，丹参10 g，白扁豆10 g。

4. 气虚血瘀证

本证多见于肿瘤后期或化疗后。临床主要表现为月经迟发，或闭经，面色黧黑，神疲乏力，头晕气短，颜面浮肿，口干，小腹胀痛或刺痛，大便稀，舌边有齿痕，舌质紫暗，舌苔薄黄，脉细弱或涩。

治法：健脾益气，活血通经。

代表方：当归补血汤合桃红四物汤加减。

主要药物：炙黄芪20 g，当归15 g，桃仁10 g，红花10 g，赤芍15 g，熟地黄20 g，香附10 g，川芎10 g，川牛膝10 g，地龙10 g，党参10 g，炒白术10 g，茯苓10 g，炙甘草6 g。

5. 寒凝血瘀证

本证多见于肿瘤中后期或放化疗后。临床主要表现为闭经，面色苍白，形寒肢冷，小腹隐痛，喜温喜按，得热则缓，口干不欲饮，舌胖，舌质紫黯，苔白，脉沉细或涩。

治法：温经散寒，活血调经。

代表方：温经汤加减。

主要药物：吴茱萸10 g，当归15 g，白芍10 g，赤芍15 g，川芎6 g，党参10 g，桂枝10 g，阿胶9 g（烊化），牡丹皮10 g，生姜5片，炙甘草6 g，姜半夏10 g，麦冬10 g，干姜10 g，大枣10 g，丹参10 g，鸡血藤10 g，陈皮10 g。

6. 肾精亏虚证

本证多见于癌症中后期或化疗后。临床主要表现为月经初潮来迟，或月经后期量少，渐至闭经，头晕耳鸣，腰膝酸软，或足跟痛，手足心热，甚则潮热盗汗，心烦少寐，颧红唇赤，舌红，苔少或无苔，脉细数。

治法：补肾养阴，养血调经。

代表方：左归丸合二仙汤加减。

主要药物：熟地黄30 g，山药15 g，枸杞子15 g，山茱萸15 g，川牛膝10 g，菟丝子10 g（包煎），鹿胶10 g（烊化），龟板胶10 g（烊化），仙茅15 g，仙灵脾15 g，当归10 g，巴戟天10 g，黄柏10 g，知母10 g，青蒿10 g，鳖甲10 g（先煎），地骨皮10 g，柏子仁10 g，丹参10 g，珍珠母15 g（先煎）。

7. 肝肾亏虚证

本证多见于绝经前的肿瘤晚期或化疗后。临床主要表现为闭经，面色暗黑，毛发不荣，形体消瘦，伴腰腿酸软，头晕目眩，视物昏花，齿摇发脱，耳鸣，五心烦热，失眠多梦，午后潮热，颧赤盗汗，肢体麻木，筋脉拘急，胁肋隐痛，口燥咽干，舌质红绛，舌苔少干，脉沉弦细数。

治法：滋补肝肾，养血调经。

代表方：肉苁蓉菟丝子汤加减。

主要药物：肉苁蓉15 g，菟丝子15 g（包煎），覆盆子15 g（包煎），枸杞子5 g，桑寄生10 g，熟地黄30 g，生地黄20 g，当归15 g，鸡血藤15 g，女贞子15 g，旱莲草15 g，淫羊藿10 g，紫河车10 g，川楝子10 g，赤芍10 g,郁金10 g,知母10 g,龟板20 g(先煎),鳖甲20 g(先煎),丹参10 g,川芎10 g。

二、名中医治疗验方

1. 调心法治疗卵巢早衰

紫丹参10 g,赤芍10 g,白芍10 g,山药10 g,山萸肉9 g,太子参15 g,浮小麦30 g(包煎),莲子心5 g,川断10 g,杜仲15 g,菟丝子10 g(包煎),鹿角霜10 g(烊化),五灵脂10 g(包煎),合欢皮10 g,茯神10 g,黄连3 g。

2. 补肾治疗乳腺癌化疗闭经

仙茅15 g,淫羊藿15 g,巴戟天10 g,当归10 g,黄柏10 g,知母5 g。

3. 补肾养血化瘀治疗对早期乳腺癌妇女化疗后卵巢功能保护

肉苁蓉9 g,菟丝子12 g(包煎),大熟地9 g、全当归9 g,紫丹参20 g,半枝莲15 g,白花蛇舌草15 g。

三、临床验案

刘某,女,40岁。

初诊:患直肠低分化腺癌,行直肠癌切除术。术后选用“CF”方案化疗。术后5个月起出现月经色淡,经量逐渐减少,2个月后出现闭经。刻下:闭经3个月,面色苍白,气短懒言,精神疲倦,头晕目眩,腰膝酸软、纳食无味,脘腹胀闷不适,大便软,舌质淡苔薄白,脉沉细。辨证:脾胃虚弱,气血不足。治法:健脾益气,养血调经。方药:八珍汤加减。党参15 g,炒白术15 g,炙黄芪20 g,当归12 g,茯苓15 g,炙甘草6 g,熟地黄15 g,赤芍12 g,川芎15 g,山药15 g,三七15 g,佛手15 g,柴胡12 g,怀牛膝15 g,炒薏苡仁15 g,泽泻15 g,龟板15 g(先煎),阿胶15 g(烊化)。

先后服用40余剂,精神渐佳,纳食有味,诸症皆消,月经复来。

其他治疗

1. 针刺疗法

该法具有补肾养精、疏肝解郁、调补气血的作用。患者取坐卧位，取百会、神庭、本神、中脘、天枢、关元、大赫、卵巢等穴位，局部皮肤消毒后，选择1～2寸规格的针灸针，结合提插捻转手法进针，以得气或有酸胀感为度。

2. 艾灸疗法

该法具有温补肾阳、调理冲任的作用。患者取坐卧位，选取神阙穴或其他补肾温阳的穴位，切取厚0.5 cm、直径1.0 cm的薄姜片，放置在选取的穴位上，点燃艾条，将艾条靠近穴位，艾条距离皮肤2.0～3.0 cm为宜，施灸以局部皮肤出现红晕、患者自觉皮肤温热而无灼痛感为度，每天施灸1次，每次15～20分钟，皮肤破损者慎用。或者采用隔附子饼灸：患者俯卧位，穴位选用命门、肾俞、脾俞，用附子末和黄酒调制成直径2.0 cm、厚0.3 cm的附子饼，中间扎孔。施灸时，将艾炷置于附子饼上，每个穴位各灸3壮，隔天1次。

3. 耳穴埋豆疗法

该法具有疏经通络的作用。患者取坐卧位，取子宫、卵巢、下丘脑、脑垂体、肾、内分泌，配穴取交感、皮质下、性腺激素点等穴位，以75%乙醇消毒耳部，将王不留行籽贴在0.5 cm × 0.5 cm胶布上，然后贴在所取穴位，每次贴一侧耳，每2～3天更换1次，两耳交替贴换。嘱患者每天按揉4次（早、中、晚餐后及睡前），每个穴位按揉1分钟，以耳部有酸、痛、热、麻感，而不按破皮肤为宜，7天为1个疗程，治疗4个疗程。

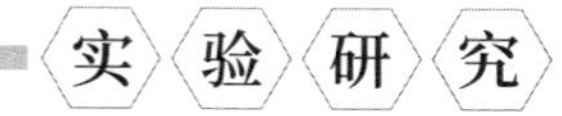

实验研究

现代药理研究证明中医药具有多系统、多环节、多靶点、多方式的综合调控作用。补肾补血活血中药能提高卵巢对促性腺激素的反应性，改善生殖内分泌激素环境，促进卵细胞发育，提高子宫内膜容受性。如熟地黄、山茱萸、肉苁蓉能增强免疫、延缓衰老、提高促性腺激素水平、促进下丘脑-垂体-卵巢轴的反馈调节作用；菟丝子能兴奋子宫，具有雌激素样作用，且菟丝子黄酮能够促进下丘脑-垂体-性腺轴功能，提高垂体对促性腺激素释放激素的反应性，促进卵泡发育，提高应激大鼠雌二醇、孕酮的水平，同时也能提高促黄体生成素以及下丘脑β-内啡肽的水平；当归能提高孕酮分泌水平；淫羊藿、仙茅能提高雌激素水平，增加子宫内膜雌激素受体水平等。

生活饮食调摄

1. 精血亏虚者，可多进食脊髓、牛乳、蜂乳等血肉有形之物；脾虚气血不足者，可多食健脾祛湿之物，如山药、小米、大枣等；痰湿壅盛者，饮食宜清淡，勿进食肥甘厚味，以免助湿化痰。

2. 保持心情舒畅，避免过怒、过悲或过度紧张，可适当聆听舒缓、轻快的音乐。

3. 注意休息，起居有常，防止过劳。平素注意防寒保暖，保持环境干燥通风，多晒太阳，适当锻炼身体。

食疗方举例

1. 猪腰核桃汤：猪腰一对，杜仲30 g，核桃肉30 g。猪腰洗净去白筋，与杜仲、核桃肉同放砂锅，加水500 ml煮熟，去杜仲，食猪腰、核桃肉，喝汤。每天1次。可温肾填精，用于肾阳不足型闭经。

2. 黄芪枸杞子大枣炖乳鸽：黄芪、枸杞子各30 g，大枣20 g，乳鸽1只。将鸽子洗净、切块后与药材一起放入砂锅中加适量水炖熟，吃肉喝汤。经常服用可补益气血，适用于虚证闭经。

3. 薏苡山药粥：炒薏苡仁30 g，山药30 g，大米适量，共煮粥服用。具有祛湿化痰、理气调经的功效，适用于脾虚、痰湿阻滞型闭经。

4. 当归生姜羊肉汤：当归20 g、生姜10 g，羊肉150 g。将羊肉洗净、切块后与药材一起放入砂锅中加适量水炖熟。具有补血作用，适用于血虚证闭经。

按语

1. 闭经病机虚实夹杂。实证治以行气活血通经，药后月经来复即可，不可久用通经活血之法，以免变生他证。

2. 闭经病机复杂，药物治疗起效较缓慢，应对患者采取相应的疏导与宣教治疗，使患者放下思想包袱，静心地配合治疗，持之以恒。

3. 化疗性闭经以虚证为主者，不可一味进补，以免脾胃之气未开，补药壅滞，而适得其反。

参考文献

[1] Meng K, Tian W, Zhou M, et al. Impact of chemotherapy-in-duced amenorrhea in breast cancer patients: the evaluaiton of ovarisn funciton by

menstrual his and hormonal levls [J]. World J Surg, Oncol, 2013, 11: 101.

[2] Park IH, Han HS, Lee H, et al. Resumption or persistence of menstruation after cytotoxic chemotherapy is a prognostic factor for poor disease-free survival in premenopausal patients with early breast cancer [J]. Ann Oncol, 2012, 23(9): 2283–2289.

[3] Pourali L, Taghizadeh Kermani A, Ghavamnasiri MR, et al. Incidence of chemotherapy-induced amenorrhea after adjuvant chemotherapy with taxane and anthracyclines in young patients with breast cancer [J]. Iran J Cancer Prev, 2013, 6(3): 147–150.

[4] 马田雨，代文杰．绝经前乳腺癌患者化疗性闭经的影响因素分析[J]．哈尔滨医科大学学报，2018，52(6)：550–553.

[5] Sukumvanich P. Incidence and time course of bleeding after long-term amenorrhea after breast cancer treatment [J]. Cancer, 2010, 116(13): 3102–3111.

[6] Mar Fan HG, Houédé-Tchen N, Chemerynsky I, et al. Menopausal symptoms in women undergoing chemotherapy-induced and natural menopause: a prospective controlled study [J]. Ann Oncol, 2010, 21(5): 983–987.

[7] Swain SM, land SR, Ritter MW, et al. Amenorrhea in premenopausal women on the doxorubicin and cyclophosphamide followed by docetaxel arm of NSABPB–30 trial [J]. Breast Cancer Res Treat, 2009, 113(2): 315–320.

[8] 白艳，房繄恭，吴雪．房繄恭针灸治疗卵巢早衰经验[J]．中医药临床杂志，2014，26(7)：669–671.

[9] 李树香．针刺与隔姜灸治疗卵巢早衰32例[J]．四川中医，2011，29(3)：118–119.

[10] 武燕，束芹．推拿艾灸联合中成药治疗脾肾阳虚型卵巢早衰的临床疗效观察[J]．中国社区医师，2017，33(23)：90–92，94.

[11] 金焱，李大剑，刘春丽，等．自拟补肾调经汤配合耳穴贴压治疗70例肾虚肝郁型卵巢早衰的临床观察[J]．安徽医药，2014，18(2)：331–334.

[12] 李世玲．中药人工周期治疗闭经90例临床观察[J]．中国医药导报，2008，5(11)：106–107.

[13] 曹丽琴，张蔷蓉，叶天真，等．补肾抗衰汤联合人工周期疗法治疗卵巢早衰临床观察[J]．中草药，2008，39(7)：1067–1068.

[14] 国家中医药管理局中华本草编委会．中华本草精选本[M]．上海：上海科

技出版社，1998.
[15] 高治平.熟地黄对雌性小鼠老化进程中雌、孕激素受体含量的上调作用[J].中国中药杂志，2003，28（9）：862-866.
[16] 藏连碧，郑怡建.山茱萸抗老实验研究[J].浙江中医学院学报，1993，17（5）：34.
[17] 柯江维，王建红，赵宏.菟丝子黄酮对心理应激雌性大鼠海马-下丘脑-垂体-卵巢轴性激素受体的影响[J].中草药，2006（1）：90-92.
[18] 胡荣魁，谈勇.夏桂成国医大师调治卵巢早衰经验探赜[J].江苏中医药，2015，47（5）：1-4.
[19] 刘晓雁，刘鹏熙，林毅.补肾中药二仙汤对乳腺癌化疗相关闭经的影响[J].中医研究，2007，20（12）：16-19.
[20] 顾青，潘晓林.育肾养血抑瘤方结合GnRH-a对早期乳腺癌妇女化疗后卵巢功能保护的临床疗效分析[J].实用中西医结合临床，2015，15（05）：1-3，25.

肿瘤相关性口腔溃疡

肿瘤相关性口腔溃疡（tumor-associated canker sores，TACS）是指肿瘤患者经放化疗后出现的口腔黏膜疾病，主要表现为口腔黏膜充血、烧灼样疼痛、糜烂、溃疡，伴颌下、颈部淋巴结肿大，好发于口唇口角、舌面、颊部、龈颊沟、软腭等部位，是恶性肿瘤放化疗后常见的并发症之一。影响患者进食的同时，还易引发全身性的感染，是导致放化疗中断、甚至失败的常见病因。根据WHO黏膜炎分级：0级，无黏膜损伤；1级，疼痛，黏膜红斑；2级，黏膜红斑，溃疡，但尚能进食固体食物；3级，黏膜溃疡，需流质饮食；4级，不能经口进食。口腔溃疡在接受常规剂量化疗的肿瘤患者中发生率为20%～40%，而高剂量化疗的肿瘤患者发生率高达80%。

认识

一、西医认识

肿瘤相关性口腔溃疡的原因主要包括：化疗药物的细胞毒性损伤口腔黏膜、放射治疗的照射损伤腮腺、唾液腺，导致局部破溃感染、唾液分泌量减少；应用抗生素致口腔内酸碱、湿、温度改变，内环境微生态失衡，黏膜组织抵抗力下降而发生口腔溃疡；以及患者因疾病导致精神压力大，反射性地引起分泌量减少，诱发口腔溃疡等。常见于鼻咽癌、（咽、扁桃体、鼻咽部）淋巴瘤、口腔癌、舌癌、喉癌等头颈部肿瘤及肺癌等。

现代医学对TACS主要以对症处理为主，西药常选用抗菌剂、口腔药膜、止痛药、细胞因子等对症处理。抗菌药长期应用会引起机体免疫功能低下，不利于口腔溃疡愈合。

二、中医认识

中医理论认为，本病属于“口疮”“口糜”等范畴，是由于肿瘤放化疗引起机体脏腑功能紊乱，阴阳气血失调而发病。《医宗金鉴》云：“口糜阴虚阳火成，膀胱湿水溢脾经。湿与热瘀熏胃口，满口糜烂色红疼。”本病与心、脾两脏关系密切；以气血阴阳亏虚为本，热、毒、瘀为标，治疗应以“扶正祛邪，攻补兼施”为原则。

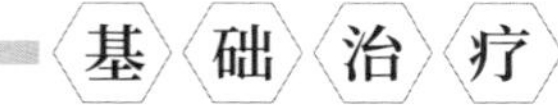

基础治疗

一、中医辨证分型

1. 胃火炽盛证

本证多见于放疗初期。临床主要表现为口腔破溃，周围肌膜红肿，牙龈出血，或牙龈红肿溃烂，或唇舌腮颊肿痛，面颊发热，口气热臭，喜冷恶热，口干舌燥，脘腹胀痛，大便干燥，舌红苔黄，脉滑数。

治法：清胃泻火。

代表方：清胃散加减。

主要药物：生地黄20 g，当归10 g，黄连3 ～ 6 g，牡丹皮10 g，升麻6 g，石膏20 g，黄芩6 g，射干10 g，天花粉10 g，麻子仁15 g，枳实12 g，桔梗6 g，甘草6 g。

2. 热毒炽盛证

本证多见于放疗中期。临床主要表现为口咽部有多个或大或小的溃疡点，局部发红，甚至出血，或见口咽部附有一层白膜。伴口咽部疼痛剧烈，甚至因疼痛而难以进食，口腔臭秽难闻，心烦失眠，面赤口渴，小便短黄，舌红、苔黄而腻，中有污秽，脉弦或滑数。

治法：清心泻火，凉血解毒。

代表方：普济消毒饮合导赤散加减或黄连解毒汤加减。

主要药物：金银花、连翘、桔梗、玄参各15 g，板蓝根30 g，马勃、牛蒡子各10 g，蒲公英、紫花地丁、野菊花各20 g，升麻、甘草各5 g；

或：黄连3 g，黄柏10 g，焦栀子10 g，黄芩6 g，酒大黄10 g，淡竹叶10 g，生地黄20 g，通草10 g。

3. 阴虚内热证

本证多见于放疗后。临床主要表现为口腔溃烂成点，溃疡点数量较少，一般1～2个。周围肌膜颜色淡红或不红，易反复发作，绵延不断。伴咽痛，口舌干燥，口渴欲饮，舌偏红、少苔，脉细或细数。

治法：养阴清热，润燥生津。

代表方：沙参麦冬汤合银翘散加减。

主要药物：沙参、麦冬、玉竹、天花粉、玄参、桔梗各15 g，金银花、连翘、芦根、淡竹叶、薄荷（后下）各10 g，甘草5 g。

4. 脾虚热结证

本证多见于放化疗中后期。临床主要表现为口腔溃烂，刺痛，疮面不红或色白，面色黯淡，乏力，纳差，腹胀满，大便稀薄，舌质红、边有齿痕，苔黄腻，脉沉细无力。

治法：健脾益气，清化郁热。

代表方：甘草泻心汤加减。

主要药物：炙甘草9 g，黄芩15 g，党参15 g，干姜9 g，制半夏9 g，黄连9 g，大枣12枚。

5. 气血亏虚证

本证多见于肿瘤术后或放化疗后。临床主要表现为口腔黏膜溃疡反复不愈，周围肌膜颜色苍白或萎黄，伴头晕目眩，四肢倦怠，气短懒言，心悸怔忡，纳差食少，舌淡，苔薄白，脉细弱或虚大无力。

治法：益气养血，敛疮生肌。

代表方：八珍汤合归脾汤加减。

主要药物：熟地黄30 g，川芎10 g，当归10 g，赤芍10 g，党参15 g，炒白术15 g，茯苓15 g，甘草6 g，远志10 g，木香6 g，炒酸枣仁15 g，龙眼肉20 g，生姜6 g，大枣10 g。

6. 阴阳两虚证

本证多见于癌症晚期或放化疗后期。临床主要表现为口腔溃疡反复发作，缠绵难愈，溃疡面苍白无红，周围肌膜颜色淡白。神疲乏力，畏寒怕冷，口干咽燥，疼痛持续，潮热盗汗，舌胖，舌质黯红，苔少或黄燥，脉沉细。

治法：益气温阳，养阴解毒。

代表方：右归丸合沙参麦冬汤加减。

主要药物：生地黄20 g，熟地黄30 g，鹿角胶10 g（烊化），枸杞子10 g，山药10 g，茯苓10 g，菟丝子10 g（包煎），沙参10 g，麦冬10 g，百合10 g，仙茅15 g，仙灵脾15 g，党参10 g，黄芪20 g。

二、名中医治疗验方

1. 从湿火上炎治疗复发性口腔溃疡

藿香10 g，佩兰10 g，黄连5 g，炒黄芩10 g，黑山栀10 g，麦冬10 g，川石斛10 g，白残花5 g，吴茱萸3 g，芦根15 g，炒蒲黄10 g（包煎），生石膏20 g（先煎），诃子肉6 g，地骨皮10 g。

2. 甘草泻心汤治疗狐惑病

炙甘草12 g，干姜9 g，黄连6 g，黄芩9 g，党参9 g，姜半夏10 g，大枣7枚。

3. 补中益气汤加减治疗口疮炎

党参、茯苓、炙黄芪、白扁豆、藿香、佩兰、六曲各10 g，炒白术、葛根各6 g，升麻3 g。

三、临床验案

刘某，女，22岁。

初诊：2014年6月12日。患者因“左侧腹股沟、锁骨下多发淋巴结肿大，韦氏淋巴环肿大成片”就诊。行病检明确诊断为“非霍奇金淋巴瘤”后开始接受放疗（2 Gy/60 Gy/20 f/6 w）。放疗14次，咽部淋巴结肿大明显消退，但右侧第3磨牙上口腔黏膜见4～5个针尖样大小充血区，约3天后形成直径约3 mm椭圆形、边界清晰的浅小溃疡，有较剧烈的烧灼痛，明显影响进食及夜间睡眠，且伴有声音嘶哑，舌质红，边尖为甚，苔黄腻，脉细数。用西地碘口腔含片含服后效果不佳，溃疡面积加大，表面覆有乳白色假膜，溃疡周围黏膜充血红晕，其底扪之不硬。辨证：痰火互结。病因病机：放疗后热灼伤阴，肺肾阴虚内热，虚火上炎，热结喉间，邪热内蕴，灼伤咽喉，以至咽喉肿痛，溃破生疮。治法：散结祛痰，滋阴润燥。方药：苦酒汤，方用半夏5 g、1枚鸡蛋的蛋清、苦酒适量。6剂，水煎服。

二诊：服6剂后口腔仍疼，但咽中清爽，咽痒感锐减，饮食知味，溃疡处疼痛减轻。查溃疡面积较前明显缩小，溃疡面由白泛红，上覆白色伪膜悉数脱落。

三诊：继服原方6剂，溃疡消失。

随访3个月未见复发。

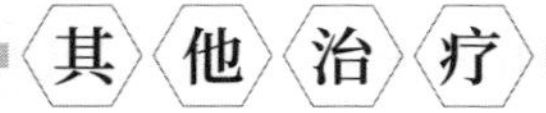

其他治疗

1. 中药漱口疗法

该法简便易行，辨证取中药：藿香10 g，白芷10 g，荆芥10 g，金银花30 g，连翘10 g，川牛膝20 g，薄荷6 g（后下），黄芩10 g，大青叶30 g，甘草6 g。上方水煎2次取汁300 ml，每天分6次（不拘时），每次口腔含漱50 ml，每次5分钟。或取干苦丁茶叶20 g，用100 ml沸水冲泡，待水温自然冷却至能喝时，用此苦丁茶液含漱1～2分钟后弃去，如此反复3次或4次，于每天饭前、饭后、睡前漱口，直至放疗结束，口腔溃疡痊愈。尤适用于偏实证的患者。

2. 穴位贴敷疗法

该法能使药力持久作用于机体，穴贴附着性强，刺激性小。取吴茱萸10 g研末，加食醋适量，调成糊状，睡前贴敷于双足底涌泉穴，塑料薄膜覆盖，包扎，次日晨起取下，每天1次，连用10次为1个疗程，间隔2 ～ 3天行第2疗程。因放射治疗使皮肤黏膜敏感，贴敷时应避开放射部位的皮肤。

3. 中药外涂疗法

该法具有促进溃疡面愈合的功效。取黄氏生肌散（由雄黄、煅石膏、青黛、黄柏、黄精、龙胆草、甘草、冰片等组成），吹在患处（量以覆盖溃疡面为准），每次20分钟，每天4 ～ 5次；或复方山茶油（山茶油25 ml，双料喉风散2.2 g，核黄素片50 mg，研成粉末调匀）少许，局部涂搽，每天4次，每次10 ～ 15 ml，持续1周。

4. 中药雾化疗法

该法可增加口腔湿度，使药液直接作用于溃疡面。将中药（黄连15 g，沙参10 g，细辛6 g，冰片12 g，甘草10 g）加水煎至150 ml，加入超声雾化器中进行雾化。每次15 ～ 20分钟，每天2次，一般在饭前完成雾化，7天为1个疗程。

5. 针刺疗法

该法具有疏通经络、调整阴阳的功效。患者取坐位，分别取足三里、玉液、金津以及少泽穴4个穴位用三棱针点刺，每个穴位放血2 ～ 6滴，一般每周治疗1次，连续2次，然后再根据情况决定是否进行下一疗程的治疗。

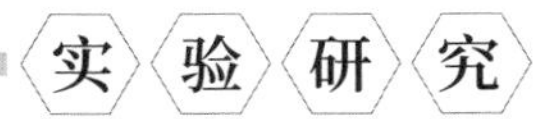

实验研究

现代药理研究表明，中药以抗菌、镇痛、抑菌，保护破损皮肤等途径促进口腔溃疡愈合。如红花中的红花黄素具有镇痛、镇静作用，利于缓解溃疡灼痛感；紫草中所含紫草素对金黄色葡萄球菌、大肠杆菌、伤寒杆菌、绿脓杆菌均有明显抑制作用，可预防口腔内细菌异常生长，促进口腔溃疡愈合；鱼腥草有效成分为鱼腥草素（癸酰乙醛）、月桂醛等，具有抗病毒，抗菌作用；大青叶正丁醇萃取部位亦能直接中和降解内毒素，显著降低内毒素的致热性，总有机酸可能是大青叶抗炎的有效组分之一；甘草总黄酮成分（FM_{100}）是甘草抗溃疡的有效成分，甘草皂苷除对病毒颗粒的直接作用，还可以通过诱生干扰素、增强自然杀伤细胞及巨噬细胞活性抗病毒。

《伤寒论》312条："少阴病，咽中伤，生疮，不能语言，声不出者，苦酒汤主之。"经药理研究表明，苦酒有抗病毒及抗菌作用；从半夏中提取的生物碱对末梢感觉神经有麻醉止痛作用及改善微循环的作用；鸡子清含有胶体蛋白，可保护创面及防止苦酒的挥发。该复方具有局部抗病毒、抑菌、止痛及保护皮损的作用。

生活饮食调摄

1. 注意保持口腔卫生，禁辛辣，禁烟酒，常饮水（每天饮用量>2 500 ml）以保持口腔黏膜的湿润。

2. 饭后可选择生理盐水漱口，也可自配淡盐水（3 ～ 4 g熟盐溶于500 ml温开水中）漱口，每天3次，每次2分钟。

3. 饮食当以温和、清凉的软食为主，如蛋羹、面汤、米粥、酸奶、果冻、菜泥和肉糜等。进食后不宜立即平卧，防止食物反流。

4. 中医食疗可选择滋阴生津的甘凉食品，如藕汁、梨汁、绿豆汤，或用冬瓜、黄瓜、芹菜、萝卜、海带煮水常饮服；口干严重的，可常口含维生素C片、西洋参片或乌梅，补气生津，刺激唾液分泌。

5. 为了减轻进食痛苦，在医生指导下，可局部用利多卡因气雾剂。

食疗方举例

1. 鸡蛋绿豆汤：鲜鸡蛋1个，绿豆适量。将鸡蛋打入碗内，搅匀备用。取蛋壳内半透明薄膜一块贴在溃疡面。绿豆放砂锅内用温水浸泡1小时，煮沸3～5分钟后，将绿豆滤液与鸡蛋液一起混合搅拌，待凉后空服。

2. 养阴润燥粥：鸭肉500 g，粳米200 g。将鸭肉与粳米放入锅中，加水文火煮，待鸭肉熟烂后，加入用布包好的麦冬15 g、玉竹15 g、沙参20 g、葱白3段，继续文火煮成粥，去除布包，兑入冲好的藕粉及适量土豆粉，搅拌均匀后依据个人口味调好佐料，早晚服用。适用于放疗全程食用。

3. 大枣绿豆羊肉汤：羊肉120 g，绿豆30 g，大枣10枚，生姜5片。将羊肉洗净切块放入锅中，绿豆洗净，大枣去核切片，生姜切片。上述食材均放入锅中后加适量的水，炖熟即可。每天1次，吃肉喝汤，连服3～5天。

4. 柏子仁茅根粥：粳米100 g，柏子仁25 g，白茅根30 g，蜂蜜15 g。粳米淘洗干净，用冷水浸泡半小时，捞出，沥干水分；柏子仁，拣净杂质，拍碎；白茅根洗净，放入锅中，加适量清水，浸泡5～10分钟后，水煎取汁，加粳米、柏子仁，先用旺火煮沸；再改用小火熬煮至粥成，调入蜂蜜搅匀，再沸即可。每天1剂，连续3～5天。

按语

1. 中医讲究辨证论治，不可一见口腔溃疡，即以“炎症”论治，重用苦寒清热中药，损伤正气。

2. 放化疗过程易耗气伤血，灼津伤阴，治疗上应以益气养血，滋阴生津为主。

3. 养成良好的口腔卫生习惯是预防和减少口腔溃疡的有效手段。

参考文献

[1] CHAVELI-LÓPEZ B, BAGÁN-SEBASTIÁN J. Treatment of oral mucositis due to chemotherapy[J]. J Clin Exp Dent, 2016, 8(2): e201-e209.
[2] 周际昌.不良反应的分类.实用肿瘤内科学[M].北京：人民卫生出版社，2000，28-30.
[3] 梁润，刘莉，桂壮.中药漱口液治疗复发性口腔溃疡临床疗效观察[J].湖北中医药大学学报，2018，20(2)：61-63.
[4] 黄蕾.苦丁茶液治疗放疗所致口腔溃疡的效果观察[J].护理研究，2007，21(22)：2032.
[5] 程而立.吴茱萸穴位贴敷治疗复发性口腔溃疡疗效观察[J].苏州医学院学报，1999，(04)：469.
[6] 刘赟，任思秀.黄氏生肌散治疗放疗后口腔溃疡23例临床观察[J].湖南中医杂志，2013，29(11)：68-69.
[7] 刘添荣，赖和英，刘美英，等.复方山茶油外涂治疗放疗后口腔溃疡效果观察[J].护理学杂志，2001(01)：19.
[8] 李国锋.黄连冰片细辛汤雾化治疗肿瘤化疗并发口腔溃疡60例临床观察[J].北方药学，2018，15(05)：114.
[9] 李帅.针灸治疗复发性口腔溃疡的选穴特点与临床研究[J].全科口腔医学电子杂志，2017，4(5)：8-9.
[10] 高学敏，张廷模，张俊荣，等.中药学[M].北京：中国中医药出版社，2002：377-378.
[11] 曾祖平，李萍，何薇.紫草及其制剂研究现状及存在问题[C].首届全国方剂组成原理高峰论坛，2012：1-6.
[12] 蔡文，路砚秋，宋宏颖.鱼腥草注射液治疗感染性疾病25例[J].天津中医，2002，19(1)：67.
[13] 崔述生.新编实用本草大全[M].北京：化学工业出版社，2013：230-231.

[14] 吴贻谷,丁绪亮,刘天培,等.中国医学百科全书–中药学[M].上海:上海科技出版社,1982:58–59,99–100.
[15] 张锦,王克穷.苦酒汤治疗放疗后口腔溃疡体会[J].实用中医药杂志,2015,31(09):866.
[16] 邢燕,张健,付本翠,等.复方漱口液治疗放疗及化疗口腔反应的疗效观察[J].四川肿瘤防治,2002(04):242–243.
[17] 寿南山.癌症并发症的饮食调理[J].东方食疗与保健,2011,(12):54.
[18] 陈四清,周宁.从湿火上炎治疗复发性口腔溃疡案[J].江苏中医药,2005,26(7):31.
[19] 刘渡舟主编.经方临证指南[M].北京:人民卫生出版社,2013,9:74–75.
[20] 俞军.干祖望老中医治疗口疮经验[J].浙江中医学院学报,1984,(04):32–34.

手足综合征

手足综合征（hand-foot syndrome，HFS）又称为掌趾感觉丧失性红斑综合征，是化疗或靶向药物治疗常见的不良反应之一，是肿瘤患者在接受治疗过程中由于药物的细胞毒性引起的以掌跖部感觉丧失性及红斑为主的一种皮肤综合征。手足综合征多发于四肢受压部位，最初表现为手掌和脚掌皮肤发红、肿胀，感觉迟钝和刺痛，严重者出现烧灼样疼痛，进一步发展为水疱或皮肤脱屑，是肿瘤患者化疗或靶向治疗时常见的并发症之一，属于特异性皮肤毒性反应。目前临床上将其大致分为3度。Ⅰ度：轻微的皮肤改变或皮炎（如红斑、脱屑等）伴感觉异常（如麻木感、针刺感、烧灼感等），但不影响日常活动；Ⅱ度：皮肤改变伴疼痛，皮肤表面完整，轻度影响日常活动；Ⅲ度：溃疡性皮炎或皮肤改变伴剧烈疼痛，明显组织破坏（如脱屑、水泡、出血、水肿等），严重影响日常生活。手足综合征若不及时处理会引起剧烈疼痛，严重影响患者手足抓握、行走功能以及睡眠质量，同时可导致抗肿瘤治疗无法足量和如期进行，影响疗效。

认识

一、西医认识

现代医学对化疗药物或靶向药物所致HFS的机制尚未十分明确。目前现代医学主要认为手足综合征与炎性反应、毛细血管损伤、代谢酶差异分布以及药物蓄积等因素相关。造成药物蓄积主要影响因素包括药物种类、药物浓度、患者自身因素、联合用药以及肿瘤类型等。引起HFS的药物主要有卡培他滨、多柔比星脂质体、氟尿嘧啶以及酪氨酸激酶抑制剂等相关药物。手足综合征常见于对卡培他滨、阿帕替尼等药物敏感的结直肠癌、胃癌等肿瘤。

现代医学治疗HFS以对症治疗和预防性治疗为主，对症治疗主要以糖皮质激素和COX-2抑制剂等药物治疗。预防性治疗包括使用尿素软膏、口服维生素、局部冷敷、穿棉袜或软鞋等方式。长期应用糖皮质激素治疗，容易导致患者免疫力下降。

二、中医认识

中医理论认为，本病属于“痹症”“血痹”等范畴。脾胃乃气血生化之源，五脏六腑，四肢百骸皆赖脾胃运化水谷以温煦滋养。肿瘤患者，素体虚弱，或久病成虚，加之化疗“毒邪”，损伤脾胃，生化乏源，四肢不荣，病久脉络瘀阻，而发为本病。本病病机以气血亏虚为主。病位在脾、四肢。病性为本虚标实。治当以扶正祛邪、益气养血为主，辅以温阳通脉、活血祛瘀、清热凉血等。

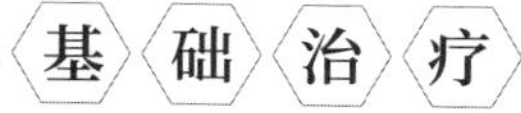

一、中医辨证分型治疗

1. 脾胃亏虚证

本证多见于肿瘤初期或化疗后。临床主要表现为手足麻木，干燥脱屑，伴面色少华，神疲乏力，食少纳呆，胸脘痞闷，恶心呕吐，大便稀溏，舌淡胖，舌苔薄，脉细或沉滑无力。

治法：健脾益气，养血活血。

代表方：四物汤合参苓白术散加减。

主要药物：炙黄芪30 g，太子参15 g，茯苓15 g，炒白术20 g，炒薏苡仁30 g，白扁豆15 g，当归15 g，川芎10 g，熟地黄30 g，白芍

10 g，鸡血藤15 g，猫爪草30 g，郁金10 g，姜黄10 g，炙甘草6 g。

2. 营卫不和证

本证多见于肿瘤初期或化疗初期。临床主要表现为手足皮肤麻木，发凉，干燥脱屑，甚则疼痛，自汗怕风，失眠心悸，大便稀溏，舌淡红，苔薄白，脉浮缓。

治法：调和营卫，温经通络。

代表方：桂枝汤合黄芪桂枝五物汤加减。

主要药物：桂枝15 g，白芍15 g，赤芍15 g，黄芪15 g，羌活6 g，独活6 g，连翘6 g，丹参10 g，当归10 g，鸡血藤10 g，炙甘草6 g，大枣10 g。

3. 寒凝经脉证

本证多见于肿瘤初中期或化疗后。临床主要表现为手足皮肤麻木不温，感觉迟钝，甚则刺痛，以腕、踝关节以下为重，伴面浮不华，乏力畏冷，口不渴，大便稀溏，舌质暗红，舌苔薄，脉沉细或涩。

治法：益气温经，和血通痹。

代表方：当归四逆汤加减。

主要药物：黄芪30 g，白芍15 g，桂枝15 g，当归15 g，通草10 g，生姜10 g，吴茱萸6 g，细辛3 g，甘草6 g，大枣6枚，鸡血藤15 g，川芎10 g，丹参10 g，猫爪草15 g。

4. 气滞血瘀证

本证多见于肿瘤中晚期或化疗后。临床主要表现为手足麻木刺痛，伴皮肤脱屑、瘙痒，乏力气短，胸胁胀闷，唇甲紫暗，舌暗红，边有瘀斑，苔薄黄，脉细或涩。

治法：行气通络，活血化瘀。

代表方：血府逐瘀汤加减。

主要药物：柴胡10 g，枳壳10 g，白芍10 g，桃仁10 g，红花10 g，赤芍15 g，熟地黄20 g，川芎10 g，当归10 g，川牛膝15 g，桔梗6 g，炙黄芪40 g，地龙10 g，丹参15 g，姜黄10 g，乳香10 g，延胡索10 g，鸡血藤10 g。

5. 阴虚毒热证

本证多见于肿瘤中晚期或化疗后期。临床主要表现为手足麻木，刺痛，下肢为重，严重者手足掌区皮肤出现红斑、水疱、渗出、瘙痒，肢体微肿，低热盗汗，口干，寐差，大便干结，舌红，苔黄，脉细数。

治法：益气养阴，清热解毒。

代表方：沙参麦冬汤合五味消毒饮加减。

主要药物：北沙参15 g，太子参15 g，麦冬15 g，当归10 g，白芍10 g，生地黄15 g，五味子10 g，川芎10 g，紫花地丁10 g，菊花10 g，金银花10 g，蒲公英10 g，天葵子10 g，丹参10 g，鸡血藤15 g。

二、名中医治疗验方

1. 益气健脾法治疗手足综合征

炙黄芪15 g，党参10 g，麸炒白术10 g，茯苓30 g，清半夏10 g，陈皮10 g，竹茹15 g，枳实15 g，厚朴15 g，三棱10 g，莪术15 g，当归15 g，焦三仙各15 g，鸡内金30 g，炙甘草3 g。

2. 一贯煎加减治疗手足皲裂、干燥、脱屑

北沙参15 g，麦冬15 g，当归10 g，生地黄15 g，枸杞子15 g，川楝子10 g，黄连10 g，吴茱萸2 g，煅瓦楞子30 g，浙贝母15 g，鸡内金15 g，山药15 g，蜜百部15 g，炙紫菀10 g，炙款冬花10 g。

三、临床验案

马某，女，61岁。

初诊：2016年7月15日。患者于2016年3月13日行右乳癌改良根治术。术后病理示：浸润性导管癌，Ⅱ级，肿物大小约1.2 cm×1.5 cm，腋下淋巴1/12(+)，雌激素受体(++)、孕激素受体(+++)，人表皮生长因子受体2(HER 2)(+++)。已行表柔比星+环磷酰胺化疗4次，多西他赛化疗1次，曲妥珠单抗靶向治疗1次。刻下：手足麻木，精神萎靡，少气懒言，头晕、尤以晨起时明显，纳差，入睡困难；舌淡、苔白厚，脉濡滑。中医诊断：乳岩。辨证：脾虚痰聚，心神失养。

治法：健脾和胃化痰，兼宁心安神。方药：黄芪15 g，党参30 g，炒白术9 g，茯苓15 g，陈皮9 g，炒谷芽15 g，炒麦芽15 g，竹茹15 g，半夏12 g，合欢皮9 g，夜交藤30 g，鸡血藤30 g，甘草6 g。每天1剂，水煎，分2次温服。

二诊：2016年9月2日。患者诸症均减。继续行2次化疗及靶向治疗，方案同前。化疗后出现活动后气促、乏力、烦躁易怒、口臭、夜寐欠佳，二便调，舌淡红、苔薄白，脉弦细。方药：黄芪四君子汤合逍遥散加减：黄芪15 g，党参30 g，炒白术9 g，茯苓15 g，柴胡12 g，白芍15 g，当归12 g，生山楂15 g，枳壳12 g，山茱萸15 g，女贞子30 g，八月札15 g，酸枣仁30 g。服法同前。

三诊：2016年9月30。患者已行最后1次化疗，方案同前，继续靶向治疗。化疗后出现干咳、喉间有痰难咳出、疲倦，纳尚可，夜寐欠安，多梦易醒，二便调，舌淡、苔薄白，脉弦滑。上方去生山楂、女贞子、酸枣仁，加珍珠母30 g。服法同前。

四诊：2016年10月26日。患者药后诸症基本消失，近期行靶向治疗1次。就诊时纳寐可，小便调，大便不畅，两日一行，舌淡、苔薄白，脉沉细。方药：柴胡12 g，白芍15 g，枳壳12 g，白术9 g，茯苓12 g，薏苡仁30 g，泽泻12 g，肉苁蓉12 g，甘草6 g。服法同前。

患者药后大便情况改善，无明显不适，后服用枸橼酸他莫昔芬片内分泌治疗，中药治疗以疏肝健脾、补益肝肾等法随诊处方。随访至2022年3月，患者术后6年，以中药配合化疗、靶向治疗及内分泌治疗，症状改善，多次复查未见肿瘤复发及转移，病情稳定。

（陈红风医案）

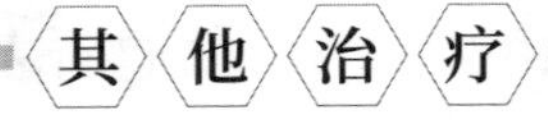

其他治疗

1. 中药熏洗疗法

该法具有温经通脉的功效。根据辨证，将中药（如桂枝30 g，苍耳子30 g，藏红花15 g，络石藤30 g，防风10 g，蝉蜕6 g）用水煎40分钟后，取汤液，依次浸泡手、足，温度以38 ～ 41℃为宜，每次20分钟，早晚各1次，3周为1个疗程。有化脓感染、皮肤未破者加黄柏20 g，天南星20 g，黄连20 g，皮肤破损者慎用。

2. 中药外涂疗法

该法具有促进血脉运行，保持湿润的功效。根据辨证，将中药研成粉末，与蜂蜜等调成糊状，外涂于皮肤皲裂处，再用医用纱布包扎，3 ～ 5小时更换一次，每天2次，1 ～ 2周为1个疗程。

3. 中药蒸汽浴疗法

该法具有疏经通络的功效。根据辨证，将中药（如红花20 g，桂枝20 g，黄芪30 g，络石藤20 g，防风20 g，蝉蜕20 g）装入药袋，温水浸泡30分钟，浸泡后将其放入熏蒸机贮药罐，设置熏蒸温度（32 ～ 35℃），时间以15 ～ 25分钟为宜，每天1次，7天为1个疗程，熏蒸过程注意适当通风，防止胸闷、心慌等不适症状出现。

4. 针刺疗法

针刺具有活血通络，通痹止痛的作用。患者取坐卧位，选取曲池、手三里、合谷、外关、阿是、髀关、伏兔、阳陵泉、足三里、三阴交、腰夹脊等穴位，常规消毒后，采用3寸规格毫针进行针刺，行提插捻转平补平泻法，以局部出现酸胀感为度，得气后留针15 ～ 20分钟，每10分钟行针1次。每天1次，1 ～ 2周为1个疗程。热毒壅滞者可加阴陵泉和大椎穴；气血亏虚者可加血海穴。

5. 推拿疗法

该法具有通经活络，调整气机的功效。患者取俯卧位或坐卧位，按照足太阳膀胱经、手少阳三焦经在肢体的分布，用手指推拿，手法由轻到重，再由重到轻，力度以患者能耐受为宜。每次10 ～ 15分钟，患者可自行揉搓肢体麻木、疼痛部位，配合按揉涌泉、三阴交、合谷、劳宫等穴位，每次按揉5 ～ 10分钟。

实验研究

现代药理研究表明，中药可通过调整血流量、消炎抗菌、促进血管内皮生长因子表达等多途径改善手足综合征的症状。如桂枝能扩张血管，麻黄能缩血管，二者配合能加快血液流速、增加局部皮肤血液供应；红花具有抗炎镇痛、抗肿瘤、抗菌和抗疲劳等多种生理活性，对非特异性免疫功能以及细胞免疫功能均有明显的增强作用。当归中多糖成分具有促进血红蛋白及红细胞生成的作用。当归多糖能使单核吞噬细胞系统的吞噬功能增强，增强糖皮质激素所致的免疫抑制作用，激活淋巴细胞产生抗体。复方黄柏液通过加强肉芽组织中血管内皮生长因子与成纤维细胞生长因子的表达，促进局部血管生长及微循环的重建。

生活饮食调摄

1. 饮食上，多食用低盐、高蛋白和高纤维食物，多摄入维生素B族食物及蔬果，主食粗细搭配，保持食物的多样化；建议以蒸、煮、炖为主，减少油炸、高甜度食物的摄入。忌食“发物”，如羊肉、狗肉、虾、蟹、烟、酒等。

2. 多饮水，加快体内药物毒素的排出。

3. 日常生活中尽量避免手部和足部的摩擦、受压及接触高温物品，避免激烈的运动和体力劳动，减少手足接触热水的次数，包括洗碗碟和热水澡。

4. 平时戴手套、穿宽松鞋袜，防止跌倒、烫伤，避免阳光直射和吹强冷风。

食疗方举例

绿豆莲子汤：绿豆100 g，莲子30 g，粳米100 g。将三者洗净，浸泡半小时后，倒入锅中，加水熬制20～30分钟即可，可酌加白糖调味。

按语

1. 手足综合征多因化疗诱发，本虚标实，治疗上应以补益气血为主，辅以温阳通脉，活血祛瘀之法。

2. 目前现代医学尚无特效药物针对治疗，中药内服、外治，双管齐下，可明显改善症状，提高生存质量。

3. 患者化疗期间可以用润肤油按摩手足部；饮食以低盐、高蛋白、高纤维食物为主，对于难以进食的可采取静脉营养支持。

参考文献

[1] MILLERKK, GORCEYL, MCLELLANBN. Chemotherapy-induced hand-foot syndrome and nail change: A review of clinical presentation, etiology, pathogenesis, andmanagement[J]. J Am Acad Dermatol, 2014, 71(4): 787-794.

[2] SONHS, LEEWY, LEEWS, et al. Compliance and effective management of the hand-foot syndrome in colon cancer patients receiving capecitabine as adjuvant chemotherapy[J]. Yonsei Med J, 2009, 50(6): 796-802.

[3] 彭雪，杨文博，张寒，等.抗肿瘤药物诱导的手足综合征的诊疗进展[J].现代肿瘤医学，2019，27(08)：1461-1464.

[4] 黄玉，王绍霞.恶性肿瘤化疗所致手足综合征国内外研究进展[J].中医临床研究，2018，10（03）：86–89.

[5] 山广志，刘文奇.当归四逆汤加味治疗卡培他滨导致手足综合征[J].浙江中医药大学学报，2010，34（5）：687–688.

[6] NIKOLAOUV, SYRIGOSK, SAIFMW. Incidence and implications of chemotherapy related hand-foot syndrome[J]. Expert Opin Drug Saf, 2016, 15(12): 1625–1633.

[7] 王冰，殷玉莲，陈红风. 陈红风治疗绝经后乳腺癌术后患者的临床经验[J].上海中医药杂志，2022，56（10）：37–40.

[8] 毕炜.黄芪生脉散合四物汤加味防治希罗达相关性手足综合征30例临床观察[J].中医药导报，2011，17（4）：22–23.

[9] 郭中宁，杨宇飞.中药护胃愈肤汤治疗希罗达相关性手足综合征33例[J].中国肿瘤，2005，14（9）：625–627.

[10] 王绍霞，王红，张怀宝.肿瘤相关病症中医外治手册[M].河南：河南科学技术出版社，2015.

[11] 刘玉莲，杨从忠.黄芪药理作用概述[J].中国药业，2004，13（10）：79.

[12] Wei X, Zhang J. Astrgalus mongholicus and polygonum multiflorum’s protective function against cyclophosphamide inhibitory effect on thymns [J]. Am J Chin Med, 2004, 35(2): 669–680.

[13] 刘永刚，罗佳波，吴忠，等.麻黄汤拆方对过敏性炎症的抑制作用[J].中草药，2005，36（4）：563–566.

[14] 扈晓佳，殷莎.红花的化学成分及其药理活性研究进展[J].药学实践杂志，2013，31（3）：161–168，197.

[15] 王晓菲，金鸣.红花抗炎作用机制研究进展[J].山西医药杂志，2007，36（1）：51–53.

[16] 冯学花，梁肖蕾.当归化学成分与药理作用的研究进展[J].广州化工，2012，40（22）：16–18.

[17] 胡慧娟，杭秉茜，王朋书.当归的抗炎作用[J].中国中药杂志，1991，16（11）：684–686，704.

[18] 张硕峰，贾占红，吴金英，等.复方黄柏液对家兔皮肤创口肉芽组织增生的影响[J].中国生化药物杂志，2016（5）：40–42

[19] 冯少兰，钟美华，穆蕾蕾.个性化护理干预在预防卡培他滨所致手足综合征的效果[J].中国当代医药，2017，24（18）：156–158.

[20] 倪育淳,解雯珊,赵红艳,等.李佩文治疗化疗后手足综合征临床经验[J].中国中医药信息杂志,2018,25(10):125-126.
[21] 何改丽.蔡小平教授治疗手足综合征经验[J].中医研究,2019,32(10):39-41.
[22] 邬明歆,李小江,牟睿宇.阿帕替尼所致手足综合征的中医辨证阶段治疗[J].中医药导报,2019,25(09):39-41.

肿瘤相关性性功能障碍

肿瘤相关性性功能障碍(tumor-associated sexual dysfunction, TASD)是指肿瘤患者在疾病的发展及治疗过程中发生的性功能障碍。性功能障碍是指性行为和性感觉的障碍,常表现为心理和生理的异常或者缺失,是多种不同症状的总称。男性性功能障碍主要表现为性欲障碍、阴茎勃起障碍、性交障碍、射精障碍。女性主要表现为性欲低下或性唤起困难、性高潮障碍或性交疼痛。肿瘤患者的性功能是肿瘤患者生存质量的一个重要组成部分。过去对肿瘤患者的综合治疗中性康复问题往往被忽视。近年来,肿瘤患者的性康复问题得到了一定的重视。

认识

一、西医认识

肿瘤相关性性功能障碍的发病机制尚未明确。目前主流学者认为,可能与以下因素相关:肿瘤高发年龄段(45 ～ 50岁)患者性激素水平的改变;激素抑制剂、化疗等使内分泌紊乱;膀胱、子宫、直肠等癌症手术的方式和放疗时损伤神经及性器官;癌症患者的心理因素等。

目前,肿瘤相关性性功能障碍的治疗手段主要有非药物治疗和药物治疗。非药物治疗包括性健康教育、心理干预和盆底功能锻炼等;如果患者是由器质性病变导致的性功能障碍,可以采用手术治疗,如男性阴茎假体植入、女性外阴手术的阴道重建等方法。

二、中医认识

中医理论认为，本病属于“阳痿”“早泄”“阴冷”等范畴。肿瘤患者素体亏虚或因病亏虚，或因手术、放化疗等致脏腑功能亏虚，性机能减退，发为本病。本病病位在肾，并与脾、胃、肝关系密切。病因主要是脾肾亏虚、肝气郁结。治法重于健脾益气、补肾填精、疏肝解郁，辅以温阳通脉、活血化瘀等。

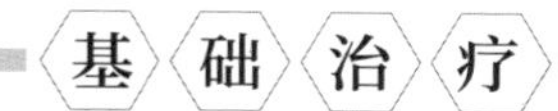

一、中医辨证分型治疗

1. 肝气郁结证

本证多见于肿瘤初期或手术、化疗初期。临床主要表现为女性性欲淡漠，男性早泄或不举，不思房事，伴见精神抑郁，胸胁胀痛，口苦，目眩，心烦易躁，胸胁胀闷，小腹胀痛，放射至阴部，舌质暗红或有斑点、瘀斑，苔薄，脉弦细。

治法：疏肝解郁，舒筋缓急。

代表方：丹栀逍遥散合五子衍宗丸加减。

主要药物：牡丹皮 10 g，焦栀子 10 g，当归 10 g，白芍 15 g，赤芍 15 g，柴胡 10 g，茯苓 10 g，炒白术 10 g，炙甘草 10 g，枸杞子 15 g，覆盆子 15 g（包煎），菟丝子 10 g（包煎），五味子 10 g，车前子 10 g（包煎）。

2. 脾虚痰湿证

本证多见于肿瘤初中期或手术、化疗后。临床主要表现为女性性欲下降，男性阳痿或举而不坚，阴部湿冷坠胀，形体肥胖，伴气短懒言，头昏肢乏，不欲饮食，口中黏腻，腹胀纳差，舌淡胖，苔腻水滑，脉濡或滑。

治法：健脾益气，祛湿化浊。

代表方：参苓白术散加减。

主要药物：党参10 g，茯苓10 g，炒白术10 g，苍术10 g，炒白扁豆10 g，陈皮10 g，莲子10 g，炙甘草10 g，山药15 g，砂仁4 g（后下），木香3 g，枳壳10 g，姜半夏10 g，川芎10 g，丹参10 g。

3. 肾精亏虚证

本证多见于肿瘤中晚期或手术、化疗后。临床主要表现为女性性欲减退、不思房事、阴道干涩、性交疼痛；男性阴茎勃起乏力伴腰酸腿软、头昏、耳鸣、眼眶发黑、面色苍白、形寒肢冷，精神倦怠、舌淡，苔白，脉沉细。

治法：温补肾阳，益气填精。

代表方：右归丸合金匮肾气丸加减。

主要药物：熟地黄30 g，山药15 g，山茱萸15 g，枸杞子15 g，鹿角胶15 g（烊化），菟丝子15 g（包煎），杜仲10 g，当归10 g，肉桂6～10 g，制附子10～15 g（先煎），泽泻10 g，牡丹皮10 g，茯苓10 g。

4. 肝肾阴虚证

本证多见于肿瘤后期或手术、化疗后期。临床主要表现为女性性欲低下、阴道干涩；男性阴茎不举或举而不坚、常有梦遗，伴有腰膝酸痛，眩晕耳鸣，失眠健忘，潮热盗汗，五心烦热，口干咽燥，舌红，少津，脉细数。

治法：滋阴补肾，养血通络。

代表方：杞菊地黄丸合虎潜丸加减。

主要药物：熟地黄30 g，山药15 g，枸杞子15 g，菊花10 g，山茱萸15 g，泽泻10 g，牡丹皮10 g，茯苓10 g，川牛膝10 g，菟丝子10 g（包煎），女贞子10 g，旱莲草10 g，鹿角胶10 g（烊化），龟胶10 g（烊化），鳖甲10 g（先煎），白芍10 g，当归10 g，知母10 g，黄柏10 g。

5. 瘀血内阻证

本证多见于肿瘤晚期或治疗终末期。临床主要表现为女性性交

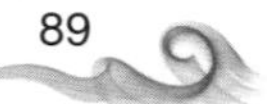

时阴户及小腹刺痛、乳房胀痛、月经色黑有血块；男性阳痿梦遗，性交不射精、精道刺痛，舌紫暗，苔薄白，脉细涩。

治法：活血化瘀，疏经通络。

代表方：复元活血汤合少腹逐瘀汤加减。

主要药物：柴胡10 g，瓜蒌15 g，当归10 g，红花10 g，炙甘草10 g，地龙10 g，酒大黄6 g，桃仁6 g，小茴香10 g，干姜10 g，延胡索10 g，没药6 g，川芎10 g，桂枝10 g，赤芍10 g，蒲黄9 g（包煎），五灵脂6 g（包煎）。

二、名中医治疗验方

1. 清热化湿法治阳痿

柴胡6 g，苏藿梗各10 g，独活5 g，草豆蔻5 g，车前子10 g（包煎），焦山栀6 g，黄芩10 g，龙胆草6 g，酒大黄10 g。

2. 加味三才封髓丹治早泄

远志10 g，茯苓15 g，五味子10 g，生龙骨15 g（先煎），生牡蛎15 g（先煎），磁石10 g（先煎），熟地黄15 g，天冬10 g，党参10 g，砂仁10 g（后下），黄柏10 g。

3. 补肾法治疗阳痿

当归30 g，蜈蚣1条，蛇床子15 g（包煎），阳起石15 g（先煎），龟板15 g（先煎），枸杞子20 g，桑螵蛸15 g，仙灵脾15 g，菟丝子15 g（包煎）。

三、临床验案

刘某，男，49岁。

初诊：患左上肺鳞癌。面色苍白、畏寒、小便频数，肢软乏力，阳痿自汗，动则气喘，舌淡胖嫩，边有齿痕，苔薄白，脉沉细而弱。辨证：脾肾阳虚，肺气不足，表阳不固。治则：遵内经“虚则补之，损则益之”。治法：健脾补肾。方药：黄芪60 g，制附片9 g（先煎），太子参15 g，仙灵脾9 g，肉桂5 g，白芍12 g，生龙骨15 g（先煎），生牡蛎15 g（先煎），五味子15 g，炒白术9 g，山药12 g，薏苡仁15 g，山茱萸9 g。

前后共服15剂，诸症俱轻，体力渐复，性生活恢复正常，随访尚可。

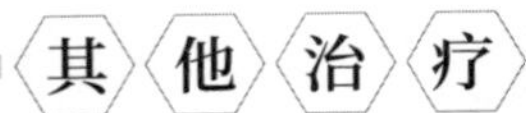

其他治疗

1. 艾灸疗法

该法具有温经通络的作用。患者取坐卧位，选取关元、肾俞、三阴交等穴；局部皮肤消毒后，点燃艾条，将艾条靠近穴位，要求艾条距离皮肤2 ～ 3 cm为宜，施灸以局部皮肤出现红晕，患者自觉皮肤温热而无灼痛感为度，每天施灸1次，每次约15 ～ 20分钟，皮肤破损者慎用。亦可使用艾灸盒，每次艾灸20 ～ 30分钟，每天1次。

2. 穴位按摩疗法

该法可激发穴位疏通脏腑经络的作用。患者取坐卧位或俯卧位，取太溪、复溜、然谷、昆仑、涌泉等穴位。每个穴位按揉5分钟，以穴位有酸胀感为度，每天2次，分别是晨起后空腹时、夜间临睡时。

3. 针刺疗法

该法具有疏通经络，调整阴阳的作用。患者取俯卧位，选取2寸或3寸规格毫针，选八髎穴进行针刺，上髎、下髎采用直刺进针法，其余两穴稍向内倾斜进针，在进针行补法得气之后，在针柄上穿置长约2 cm的艾卷施灸，每天施灸1次，每次15 ～ 20分钟，皮肤破损者慎用。

4. 电针疗法

该法具有疏通经络，调整阴阳的作用。患者取坐卧位，取关元、肾俞、命门、气海、中极、三阴交等穴。局部皮肤常规消毒后，采用3

寸毫针快速刺破皮肤后缓慢垂直深刺，直刺20 ～ 25 mm，再分别横向连接电针仪电极于针柄上。以患者腹部肌肉轻微颤动为度，疏密波，2/15 Hz、电流强度0.1 ～ 1.0 mA。留针期间，每10分钟做小幅度均匀提插捻转手法1次，共做手法3次。每天治疗1次，2周1个疗程，连续治疗4个疗程。

实验研究

现代药理研究表明，中医药疗法可通过调节内分泌、促进性激素的产生与释放、调节性激素水平等多种途径改善性功能障碍。如肝郁气滞会导致人体阴茎内海绵体组织5型磷酸二酯酶抑制剂（PDE5）活性增加，PDE5对阴茎勃起有抑制作用，疏肝理气活血药方中含有能够抑制PDE5活性的药物，从而达到治疗勃起功能障碍的目的。补肾类的中药能调节男性内分泌，具有性激素及类性激素样作用，可促性腺激素释放。淫羊藿中的淫羊藿黄酮苷具有促性腺激素释放作用，增强雄性大鼠的精液分泌及抗肿瘤作用。同时有研究表明，艾灸可以调节下丘脑-垂体-性腺轴的功能状态，从而调节性激素水平。

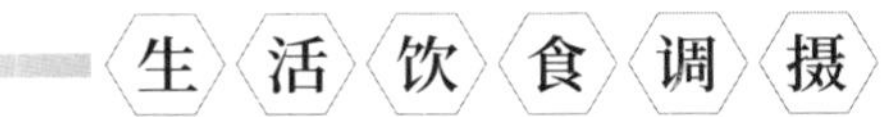

生活饮食调摄

1. 对患者进行适当的性教育知识宣传。部分癌症患者常常害怕性生活会引起癌症的复发，这是不必要的。合理指导患者，使生理因素导致的性功能障碍减少到最小程度；对于因癌症治疗导致的躯体功能障碍，应针对患者的躯体缺损，对性交姿势给予指导。改善性生活周围环境，如粉色灯光能调动人的情绪等。

2. 忌滥用激素类或者壮阳类药物。

3. 对患者进行心理疏导，保持心情愉快，增强性康复信心。

食疗方举例

1. 韭菜炒虾：韭菜200 g，虾50 g，葱、姜、盐、糖等调料各适量。将韭菜、河虾洗净后，入锅爆炒，加盐、糖、酒等调料调味，炒至菜熟即可。可用于肾阳虚患者。

2. 夏草雌鸽补益汤：冬虫夏草2根，雌鸽半只。冬虫夏草洗净，用清水浸泡120分钟，宰杀雌鸽，洗净切块；将雌鸽、冬虫夏草及已泡药的清水全部放入大瓦罐中，大火烧沸，加料酒、细盐、生姜末，改小火，炖90分钟。此汤具有温中益肾，固精壮阳的功效。适合于肾阳虚者服用。

3. 薏苡山药粥：炒薏苡仁30 g，山药30 g，大米适量。先将大米用水浸泡半小时，将薏苡仁、山药洗净，与大米共煮粥服用。具有祛湿化痰、理气调经的功效，适用于脾虚、痰湿阻滞型患者。

按语

1. 肿瘤相关性性功能障碍患者，情绪受肿瘤和性功能障碍两重影响，其心理障碍较为严重，治疗上应注重情志调护，多与患者沟通，进行心理疏导。

2. 辨别虚实。本病首先要辨清虚实，虚者为肾阴肾阳不足或脾胃虚弱所致，实者为肝气郁结、痰湿阻滞、瘀血所致。

3. 不可一见性功能障碍，即补肾填精，不可忽视肝失疏泄这一重要病机。

4. 中药药膳治疗性功能障碍，简单易行，效果明显，但仍须在专业医师指导下使用。

参考文献

[1] 叶然，张爱霞，姜荣荣，等.艾灸治疗肾阳虚型女性性功能障碍的临床研究［J］.时珍国医国药，2014，25（11）：2700-2702.

[2] 夏玉春.手法按摩足部穴位治疗男性性功能障碍80例临床疗效观察［J］.中国自然医学杂志，2000，（3）：151-152.

[3] 刘新娟.八髎穴温针灸治疗阳痿31例［J］.光明中医，2017，32（15）：2227-2229.

[4] 徐建，胡云飞，王潇.激光治疗良性前列腺增生的研究进展［J］.中国医药导报，2016，13（36）：85-88.

[5] 朱长云，谢欣，蔡林林，等.2 μm铥激光治疗良性前列腺增生的临床研究（附35例报告）［J］.中国男科学杂志，2017，31（6）：54-56.

[6] 张洪泉，许士凯主编.性药物学与性病治疗［M］第一版.天津：天津科学技术出版社，1997：148.

[7] 郭敬，陈弘东，周强，等.全小林运用淫羊藿经验［J］.山东中医杂志，2016，35（4）：336-338.

[8] 岳广平.艾灸对肾阳虚大鼠精子活动力的影响［J］.中医研究，1990，3（2）：2，25-27.

[9] 吴中朝，王玲玲，徐兰凤.灸法抗衰防老的立论依据［J］江苏中医，1994，15（10）：25-26.

[10] 陈友强，唐立明.天癸灸抗衰老作用的临床观察［J］.实用老年医学，1994，8（3）：115-117，143.

[11] 谢作钢.王琦治疗男性性功能障碍验案3则［J］.江苏中医药，2014，46（01）：49-51.

[12] 李永清，刘人科，孟威宏，等.中医辨证治疗阳痿120例［J］.吉林中医药，1997，（03）：12-13.

肿瘤相关性便秘

肿瘤相关性便秘（tumor-associated constipation，TAC）是指肿瘤患者出现的由肿瘤病灶直接引起或与肿瘤治疗、康复手段相关的便秘，主要表现为大便秘结，每周排便少于3次，排便困难或排便不尽感；常伴腹胀、腹痛、纳食减少、恶心呕吐、烦躁不安，甚至引起疾病器质性改变的加重，严重影响肿瘤的治疗效果和生活质量。便秘是肿瘤患者治疗过程中常见的并发症之一，我国约70%的中后期肿瘤患者受便秘困扰。

认识

一、西医认识

肿瘤相关性便秘可分为单纯性便秘、继发性便秘和医源性便秘。单纯性便秘是由进食减少、长期卧床、慢性消耗所引起的便秘。继发性便秘是由肠道内外的肿瘤导致肠腔狭窄，肿瘤压迫神经或机体内分泌及代谢紊乱引起的便秘。医源性便秘多与化疗药物的毒副作用，放疗后的并发症，术后滥用泻药和阿片类止痛药等因素有关。

现代医学治疗便秘的药物繁多，多以对症治疗为主。常用酚酞、乳果糖、甘油、甘露醇等药物。治疗主要以增加肠道内细菌数量、保持肠道水分；或是营造高渗环境、软化粪便；或是刺激大肠黏膜神经、促进肠道蠕动；或润滑肠腔、减少水分吸收等。但长期使用此类药物常会引起全身及胃肠道不适症状。如容积性泻药，起效缓慢，大剂量使用易在胃部及肠腔产生较多气体，导致腹胀、腹痛等不适；渗透性泻药容易引起体内电解质紊乱，对肠道动力、肠道消化吸收功能也会产生影响。

二、中医认识

中医理论认为，本病属于“便秘”范畴。肿瘤患者脏腑功能失调，或久病体虚，正气不足，加之手术、放化疗等导致损伤脉络，气滞血瘀，肠道堵塞不通，气机升降失常，故发为本病。治疗原则以扶正祛邪、通降胃肠为主，辅以疏肝理气、润肠通便、温阳滋阴、攻下热结等。

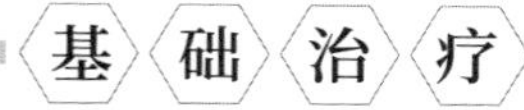

一、中医辨证分型治疗

1. 气机郁滞证

本证多见于肿瘤初期或放化疗初期。临床主要表现为大便干结，或不甚干结，欲便不得出，或便而不畅，肠鸣矢气，腹中胀痛，胸胁满闷，嗳气频作，食欲不振，舌红，苔薄黄，脉弦。

治法：顺气导滞，润肠通便。

代表方：柴胡疏肝散合六磨汤加减。

主要药物：木香10 g，槟榔10 g，枳壳10 g，厚朴12 g，酒大黄6～9 g，当归10 g，乌药10 g，沉香6 g（后下），枳实10 g，香附10 g，柴胡10 g，白芍10 g，川芎6 g，郁金10 g，黄芩6 g，焦栀子6 g。

2. 燥热伤津证

本证多见于早中期消化道肿瘤，或经常服用阿片类药物及辛香温燥之品。临床主要表现为大便秘结，易肛门出血，伴腹部胀满，按之作痛，口干口臭，小便短赤，舌红，苔黄燥，脉滑实。

治法：泻热导滞，润肠通便。

代表方：麻仁丸加减。

主要药物：麻子仁15 g，杏仁9 g，枳实12 g，酒大黄9 g，厚朴12 g，白芍15 g，桃仁12 g，郁李仁12 g，当归9 g，麦冬10 g，太子参10 g，玉竹10 g，天花粉10 g。

3. 气血亏虚证

本证多见于肿瘤中晚期或化疗初期。临床主要表现为排便无力，汗出气短，面色苍白，神疲乏力，肢倦懒言，口干，头晕心悸，腹胀腹痛，喜温喜按，寐浅，舌淡，苔白，脉细弱。

治法：益气养血，润肠通便。

代表方：黄芪汤合补中益气汤加减。

主要药物：炙黄芪30 g，火麻仁10 g，肉苁蓉10 g，白蜜15 g，党参15 g，炒白术15 g，陈皮10 g，厚朴6 g，熟地黄10 g，桃仁6 g，枳壳6 g，当归10 g，川芎10 g，炙甘草6 g，升麻6 g，柴胡6 g，陈皮10 g。

4. 阴液亏虚证

本证多见于放疗中后期。临床主要表现为大便干结如羊屎状，大便量少，夜间口干，喜冷饮或不欲饮，腹胀，心烦少眠，头晕耳鸣，潮热盗汗，舌红，苔少，脉细数。

治法：滋阴益气，润肠通便。

代表方：增液承气汤合六味地黄丸加减。

主要药物：熟地黄30 g，玄参12 g，当归10 g，生地黄15 g，怀牛膝10 g，麦冬12 g，山茱萸12 g，山药15 g，肉苁蓉15 g，厚朴6 g，牡丹皮10 g，泽泻10 g，茯苓10 g。

5. 阳气亏虚证

本证多见于肿瘤晚期或化疗后期。临床主要表现为大便质干，或便不成形，面色萎黄，口干喜温饮，夜尿频多，清长，甚则少腹冷痛，喜温喜按，畏寒肢冷，舌质淡，苔白润，脉沉迟。

治法：温肾益精，润肠通便。

代表方：济川煎合右归丸加减。

主要药物：熟地黄15 g，山茱萸12 g，山药15 g，肉苁蓉15 g，枸杞子15 g，肉桂6 g，制附子10 g（先煎），当归10 g，怀牛膝10 g，枳壳6 g，升麻6 g，泽泻10 g。

6. 瘀毒积滞证

本证多见于肿瘤中晚期或放化疗后。临床主要表现为大便艰涩，排便费力，时而腹痛拘急，胀满拒按，里急后重，伴汗出气短，倦怠乏力，口干口苦，舌质暗红，舌边有瘀斑，苔黄腻，脉弦紧或滑，重按无力。

治法：补益气血，攻热下结。

代表方：黄龙汤加减。

主要药物：生大黄6～9 g，芒硝6～9 g（冲服），枳实10 g，厚朴10 g，黄芩10 g，姜半夏12 g，熟地黄20 g，川芎10 g，赤芍10 g，白芍10 g，当归10 g，党参10 g，炙黄芪10 g，炒白术10 g，麦冬10 g，生地黄10 g，炙甘草10 g，三棱6 g，莪术6 g。

二、名中医治疗验方

1. 疏调气机汤合大承气汤治疗癌性便秘

柴胡10 g，香附10 g，郁金12 g，丹参12 g，川芎10 g，枳壳10 g，白芍12 g，炒白术10 g，茯苓15 g，仙灵脾15 g，薄荷6 g（后下），甘草6 g，酒大黄12 g，厚朴24 g，芒硝9 g。

2. 宣清导浊汤治疗癌性便秘

槟榔10 g，蚕砂10 g，皂角子10 g，莱菔子10 g（包煎），独角10 g，蜣螂10 g，生大黄3 g，枳实10 g，瓜蒌仁10 g，火麻仁10 g，威灵仙10 g，郁李仁10 g，厚朴10 g。

3. 加味大柴胡汤治疗恶性肿瘤化疗后便秘

姜半夏9 g，黄芩9 g，大枣3枚，白芍15 g，柴胡15 g，生姜6 g，酒大黄6 g。寒重加肉苁蓉15 g，少津加玄参15 g、生地黄24 g。腹胀加槟榔15 g，莱菔子15 g。气虚加党参15 g、黄芪30 g。

三、临床验案

曾某，男，48岁。

初诊：患者2018年因“喉癌术后放化疗出现便秘”就诊。现症：大便干硬如羊屎状，2～3天/次。畏热，口渴喜温饮，饮后解渴。自觉两颊及咽喉部拘紧不舒，气短，咳黏稠血痰，视物模糊，腰酸，盗汗，易醒，醒后难再入睡，夜尿2次，小便黄，纳可，面色黧黑，舌尖红，舌体胖，边有齿痕，舌质紫暗，苔薄白腻，脉沉弦。辨证：肝郁脾虚，津伤肠燥。治法：疏肝健脾，润肠通便。方药：理气润肠汤加减。赤芍20 g，白芍20 g，炙甘草20 g，当归20 g，川芎10 g，泽泻15 g，白术20 g，茯苓15 g，柴胡10 g，五味子10 g，麦冬15 g，炒酸枣仁15 g，柏子仁15。5剂，水煎服，每天1剂，1天3服。

二诊：服上方后大便恢复正常，每天1次，成形，口渴缓解。

继服5剂，诸症皆消。

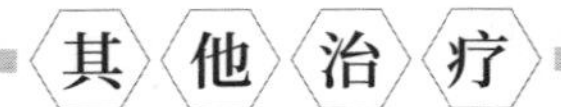

1. 针刺疗法

该法具有疏通经络，调节阴阳的作用。患者取坐卧位，常规消毒后，取百会、关元、气海、天枢、上巨虚、足三里、合谷、太冲、支沟等穴。操作方法：针刺百会穴时，针身与皮肤呈30° 进针，进针0.5～0.8寸，余穴均直刺，关元、气海、合谷、太冲、支沟等穴，进针0.3～0.5寸，上巨虚、足三里进针1.0～1.5寸，以上穴位均提插捻转至得气，百会、关元、气海、足三里等穴，行补法，合谷、太冲、支沟等穴，行泻法，上巨虚平补平泻。留针30分钟，每天1次，7～10天为1个疗程。

2. 穴位贴敷疗法

该法具有疏通经络、调节肠道的作用。将大黄研磨至粉末状，和姜汁混合调制为糊状。协助患者保持半卧位、仰卧位，暴露脐部，局部常规消毒后，在神阙穴处填满药糊，选择敷料覆盖固定，每天外敷时间为2～6小时，1天2次，1～2周为1个疗程。平时以神阙穴为圆心，沿顺时针方向按摩，每天三餐饭后1小时各按摩1次，每次约2分钟。

3. 中药保留灌肠法

该法具有润肠通便的作用。将辨证处方浓煎至200 ml，分早晚2次灌肠。患者取左侧卧位，抬高臀部，将擦过石蜡油的肛管插入肛门内约20 cm，然后用注射器将温度约38℃的药液缓慢注入，10分钟后改为平卧位，再过10分钟改为右侧卧位，再过10分钟开始休息，药物一般停留30～40分钟。灌肠时要监测患者的心率和血压。

4. 艾灸疗法

该法具有温经通脉，调节肠道的作用。患者取坐卧位，常规消毒后，取神阙、关元、天枢、中脘、足三里、下巨虚等穴位，将点燃的艾条对准穴位，艾条距皮肤3～5 cm为宜，以局部有温热感而无灼伤为宜，一般每处灸10～15分钟，至皮肤红晕或有便意为度。每天1～2次，7天为1个疗程，治疗2个疗程。

5. 穴位按摩疗法

该法具有疏通经络，调节肠道的作用。患者取坐卧位，常规消毒后，选取关元、中脘及天枢等穴位，每天两次，分别是晨起后空腹时、夜间临睡时。按摩时，每个穴位按摩时间持续5分钟，以穴位有酸胀感为度，可在化疗前开始按摩，直至化疗结束。

6. 经皮穴位电刺激疗法

该法具有调节肠道的作用。患者取仰卧位，局部皮肤常规消毒，取关元、气海、双侧天枢、双侧足三里、双侧上巨虚等穴位，将电极片固定于穴位，电极可对置、并置或交叉放置，经皮穴位电刺激仪连接电极片后开始调节输出频率，以受刺激局部肌肉轻微跳动、患者耐受为度，刺激强度根据病变部位而定，每天治疗1次，每次治疗30分钟，连续治疗14天。实证便秘加双侧肝俞，虚证便秘加双侧肾俞、双侧三阴交。

7. 耳穴埋豆疗法

该法具有调节肠道的作用。患者取坐位，局部皮肤消毒后，选取皮质下、脑干、腹、大肠等耳穴，将王不留行籽贴于相应耳穴穴位，施以适度的按、揉、捏、压，以疼痛或酸胀感为度，嘱患者自行按压耳穴埋豆处，每天5～6次可在化疗前开始埋豆，直至化疗结束。

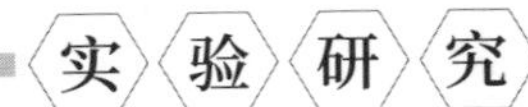

现代药理研究表明，中药可以通过多途径、多靶点改善便秘状态。如大黄可通过下调结肠上皮细胞质膜上功能性水通道蛋白（AQP3）数量，增加粪便含水量从而调节水液代谢；番泻叶、芦荟中所含的结合型蒽醌苷类成分是其泻下的有效成分，口服后在细菌酶的作用下水解为苷元，刺激肠黏膜下神经丛，使肠蠕动增加而促进排便；芒硝的主要成分为硫酸钠，口服不吸收，使肠腔形成高渗状态，抑制肠道水分吸收，肠溶积增加而泻下；火麻仁、郁李仁等，因其含有大量的脂肪油，能使肠道润滑，进而软化粪便；大黄、芦荟等所含的大黄酸、大黄素和芦荟大黄素对多种细菌、真菌、病毒都有抑制作用，可抑制炎症介质的产生而抗炎。商陆、芫花、番泻叶等对肺炎球菌、流感杆菌、痢疾杆菌等具有抑制作用。商陆则能通过兴奋垂体-肾上腺皮质系统，促进肾上腺皮质激素的合成而抗炎。

生活饮食调摄

1. 进食清淡、易消化食物，少食多餐，增加食物种类，尤其是含有粗纤维的食物。

2. 鼓励多饮水，每天饮水2 000～3 000 ml（限水者除外），避免精制食物，如白面、淀粉、甜点和糖果，少食巧克力、奶酪。

3. 选择合适的运动方式，卧床患者应指导其行腹部按摩。取仰卧位，全身放松，可主动或被动操作，将一手掌放在肚脐正上方，用拇指及四指指腹从右至左沿结肠走向按摩以促进肠道蠕动，促进排便。通过锻炼刺激胃肠的正常反射，以期恢复正常生理功能。

4. 养成每天定时排便习惯，排便时勿看书报、听音乐等，避免因分散注意力而影响排便。

食疗方举例

1. 麻油拌菠菜：新鲜菠菜250 g，食盐、麻油少许。将菠菜洗净，待锅中水煮沸，放入食盐，再把菠菜放入沸水中烫约3分钟取出，加入麻油拌匀即成。常食有效。

2. 杏仁当归猪肺汤：杏仁15 g，当归15 g，猪肺250 g。将猪肺洗净切片，在沸水中汆后捞起，与杏仁、当归一起放入锅中，加适量水，炖30～45分钟即可，具有润肺、润肠通便的功效。

3. 土豆蜜膏：土豆1 000 g，蜂蜜适量。先将土豆用榨汁机榨出汁液，再把土豆汁放入锅中熬至黏稠，然后放入一倍于土豆汁的蜂蜜，再熬至黏稠，停火，待冷却，装瓶备用。每天2次，每次服用10 ml，适用于气虚引起的便秘。

按语

1. 中医治疗以辨证论治为前提，不可一见便秘，即大剂量峻下通便。

2. 运用峻下中药时，如大黄、芒硝等，须“中病即止”，不可久用，以免损伤正气。

3. 中医外治法治疗便秘，不良反应小，显效短，可在肿瘤治疗过程中配合使用。

参考文献

[1] 孙静云，凡国华，陈维铭.中医外治法防治肿瘤相关性便秘研究进展[J].山东中医杂志，2017，36(04)：344-346.

[2] 王院春，王希胜，李仁廷，等.经方辨治肿瘤相关性便秘的临床观察[J].黑龙江中医药，2016，45(01)：9-10.

[3] 高晓丽，李华，刘兴娜.肿瘤相关性便秘的分析与治疗对策[J].山西医药杂志(下半月刊)，2012，1(12)：1271-1272.

[4] 王超然，周琴，杨莹，等.恶性肿瘤化疗相关性便秘的中医辨治策略分析[J].中医药导报，2019，25(08)：37-40.

[5] 钱军，刘沈林.中西医结合治疗肿瘤患者合并慢性便秘浅识[J].实用中医内科杂志，2007(08)：39-40.

[6] 陈玉超.肿瘤相关性病症中医药辨治研究[D].南京：南京中医药大学，2009(05).

[7] 马婷.中医治疗肿瘤并发便秘研究进展[J].实用中医内科杂志，2009，23(12)：62-63.

[8] 赵成，段振东，方文岩.方文岩主任用大黄牡丹汤治疗结肠癌术后便秘临床经验[J].世界最新医学信息文摘，2019，19(06)：215，217.

[9] 杨敏.中医治疗乳腺癌术后化疗所致便秘的经验探讨[J].光明中医，2019，34(02)：306-308.

[10] 李冬梅.中医药治疗肺癌化疗引起的便秘临证体会[J].江西中医药，2013，44(4)：43-44.

[11] 姚姝，杨林蓉，易小玲.国医大师张震疏调通便方治疗阿片类便秘临床观察[J].云南中医中药杂志，2021，42(09)：21-24.

[12] 霍介格，朱佳.周仲瑛教授治疗疑难杂病用药经验[J].新中医，2007，(03)：72-73.

[13] 段靓钰，李洪智，温彩云.加味大柴胡汤治疗恶性肿瘤化疗后便秘疗效观察[J].实用中医药杂志，2018，34(12)：1437-1438.

肿瘤相关性恶心呕吐

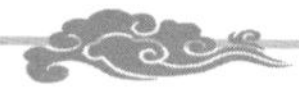

肿瘤相关性恶心呕吐(tumor-associated nausea and vomiting, TANV)是指由肿瘤病灶引起的或在肿瘤治疗过程中出现的症状,是恶性肿瘤的常见症状之一。其中肿瘤在化疗过程中引起的恶心呕吐,又称化疗性恶心呕吐(chemotherapy induced nausea and vomiting, CINV),在临床较为常见。据不完全统计,约有80%以上的患者会发生化疗性恶心呕吐。恶心是一种特殊的主观感觉,常为呕吐的征兆,表现为胃部翻腾不适感和腹部胀满感;呕吐是一种复杂的病理和生理反射,是由于腹肌和膈肌有力且持续的收缩,迫使胃内容物迅速经口排出的过程。肿瘤相关性恶心呕吐不仅影响患者的进食和消化,严重者还能导致营养不良,对肿瘤患者的治疗和康复产生不利影响,增加患者心理负担。

认 识

一、西医认识

肿瘤相关性恶心呕吐的机制尚未十分明确。目前多数学者认为主要与中枢神经系统、前庭感受器、外周神经系统[胃肠道5-羟色胺3型($5\text{-}HT_3$)神经递质的释放]、味觉、嗅觉及心理等因素有关。化疗药物刺激胃肠道,或抗肿瘤药物直接兴奋呕吐中枢,或感觉、精神因素直接刺激大脑皮质通路等都可引起恶心呕吐。常见的引起呕吐的化疗药物有顺铂、达卡巴嗪、环磷酰胺等。常见引起恶心呕吐的肿瘤包括胃癌、胆道梗阻、肠梗阻(腹膜转移癌、结肠癌等)、胰腺疾病、肝转移癌等肿瘤。

现代医学主要以对症处理为主。常选用多巴胺受体拮抗剂、5-HT_3受体拮抗剂、糖皮质激素和神经激肽-1（NK-1）受体拮抗剂等药物预防和治疗。长期服用容易产生不良反应，如头晕、头痛、出血、轻度肝损伤、锥体外系反应等。

二、中医认识

中医理论认为，本病属于“呕吐”“呃逆”“噎膈”等范畴。肿瘤患者病后体虚，或饮食不节、急于进补，或过度焦虑而致情志不遂，加之放化疗损伤脾胃，导致脏腑功能失调，气血紊乱，运化失常，胃失和降，浊气上逆，发为本病。《景岳全书・呕吐》谓：“呕吐一证，最当详辨虚实。”本病病位在胃，与肝、脾关系密切。病性本虚标实。病机总属胃失和降，胃气上逆。治疗原则当以扶正祛邪、和胃降逆为主，辅之疏肝理气、健脾化痰等法。

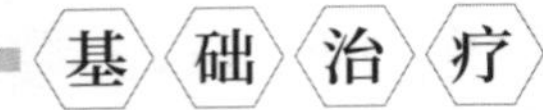

一、中医辨证分型治疗

1. 肝气犯胃证

本证多见于恶性肿瘤初期或接受放化疗初期。临床主要表现为恶心呕吐，泛酸，嗳气频作，胸胁胀满，烦闷不舒。每因情志不遂，呕吐吞酸加重。大便时溏时结，舌边红，苔薄白，脉弦。

治法：疏肝理气，和胃降逆。

代表方：四逆散合半夏厚朴汤加减。

主要药物：白芍10 g，姜半夏15 g，茯苓12 g，紫苏叶6 g，厚朴9 g，柴胡10 g，香附10 g，郁金10 g，枳实10 g，川楝子6 g，炙甘草6 g，乌贼骨10 g，苏梗10 g。

2. 痰浊内停证

本证多见于肿瘤化疗后。临床主要表现为恶心呕吐（呕吐物多为清水痰涎）形体肥胖，胸脘满闷，不思饮食，头眩心悸，或呕而肠鸣，舌质暗红，舌苔白腻，脉滑。

治法：温化痰饮，和胃降逆。

代表方：旋覆代赭石汤合小半夏加茯苓汤加减。

主要药物：旋覆花15～20 g（包煎），代赭石10 g（先煎），姜半夏10 g，陈皮10 g，茯苓10 g，党参10 g，生姜5～10片，大枣10 g，炙甘草10 g，白扁豆10 g，炒麦芽10 g，白蔻仁10 g（后下），炒白术10 g，乌贼骨10 g，苏梗10 g。

3. 脾胃气虚证

本证多见于恶性肿瘤放化疗后。临床主要表现为食欲不振，食入难化，恶心呕吐，脘腹痞闷，喜温喜按，大便多不成形，舌质淡红，舌苔白滑，脉弦细。

治法：健脾益气，降逆止呕。

代表方：香砂六君子汤加减。

主要药物：木香6 g，砂仁6 g（后下），姜半夏10 g，陈皮10 g，党参15 g，茯苓10 g，炒白术10 g，炙甘草6 g，炒麦芽20 g，白扁豆10 g，莲子10 g，山药10 g，薏苡仁20 g。

4. 胃阴两虚证

本证多见于恶性肿瘤放化疗中后期。临床主要表现为恶心呕吐频繁，或时作干呕，呃逆泛酸，或有痰涎，倦怠乏力，善饥而不欲食，口燥咽干，大便干结，舌红少津，脉细数。

治法：益气养阴，降逆止呕。

代表方：麦门冬汤合橘皮竹茹汤加减。

主要药物：麦冬15 g，姜半夏10 g，党参10 g，玉竹15 g，白扁豆15 g，北沙参15 g，天冬15 g，冬桑叶9 g，甘草3 g，粳米20 g，橘皮10 g，竹茹10 g。

5. 寒热错杂证

本证多见于肿瘤中晚期或放化疗中后期。临床主要表现为恶心呕吐,嗳气泛酸,口干苦,腹部胀满或疼痛不适,肠声漉漉,大便稀溏,舌质暗红,舌苔黄薄,脉弦细。

治法:消痞除满,和胃降逆。

代表方:甘草泻心汤加减。

主要药物:姜半夏12 g,黄芩10 g,黄连3 g,干姜6 g,党参10 g,大枣10 g,生姜5片,炙甘草6 g,炒麦芽10 g,茯苓10 g,炒白术10 g,厚朴10 g,枳实10 g,乌贼骨10 g,苏梗10 g。

二、名中医治疗验方

1. 消痰和胃方治疗胃癌及化疗呕吐

姜半夏、白芍各15 g,制大黄6 g,陈皮、茯苓、炒山楂各12 g,炙甘草6 g。

2. 木核汤加减治疗胃癌及化疗呕吐

木贼草60 g,山药20 g,路路通10 g,核桃树枝100 g,石斛20 g,沙参10 g,铁树叶20 g,炒白术、茯苓、木香各10 g,桂枝、炙甘草各5 g,枳壳、露蜂房各10 g。

3. 半夏泻心汤合黄连温胆汤合千金苇茎汤治疗肺腺癌

姜半夏、党参、橘红、枳实、竹茹、茯苓、桃仁各15 g,芦根、薏苡仁、冬瓜仁各30 g,黄芩7 g,炮姜、黄连、炙甘草各6 g。

三、临床验案

陈某,男,70岁。

初诊:2014年3月10日行胃腺癌根治术,未予化疗,现为术后2个月。刻下:嗳气频,恶心,时作干呕,反酸,咽部灼热,脘腹痞胀,大便溏薄,肠鸣,苔薄白,质偏淡,脉细。辨证:气血两虚,脾虚热郁。方药:黄芪15 g,太子参12 g,炒白术10 g,炮姜炭5 g,猪苓、茯苓各10 g,橘皮6 g,姜半夏10 g,旋覆花(布包)12 g,炒竹茹10 g,薏苡仁20 g,山药15 g,川黄连3 g,淡吴茱萸3 g,乌贼骨15 g,苏梗10 g,枸杞子15 g，石见穿15 g，半枝莲15 g，焦山楂、焦神曲各12 g，炙甘草5 g。7剂。

二诊：服药后脘腹痞塞有畅通感，大便转软，恶心欲呕稍得缓解，苔白滑，脉沉细。原方加炒防风10 g，7剂。

三诊：药后诸症缓解，苔薄白，脉细。继以原法调之。

（刘沈林医案）

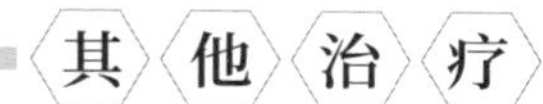

其他治疗

1. 穴位注射治疗

该法具有止呕作用强，不良反应轻的特点。穴位注射取穴以足三里、内关为常用穴，注射常用药物如甲氧氯普胺、异丙嗪、维生素B_6、地塞米松等。常规消毒后，取适量药液，针头刺入后施以轻微的提插捻转，以患者酸胀为度，然后开始缓慢推注，可于每天化疗前30分钟给予穴位注射，足三里、内关交替取穴。

2. 穴位贴敷疗法

穴位贴敷具有简单便捷，不损伤脾胃功能的特点，尤其对服药不便的患者更实用。取中药丁香2 g、吴茱萸30 g、胡椒30粒，共研细末，每次9 g，加醋，调成糊状，敷于神阙穴（肚脐），外用医用胶贴固定，每天1次，7～10天为1个疗程，适用于脾胃虚寒的呕吐患者。

3. 针灸疗法

该法具有疏经通络，调和脾胃的功效。患者取坐卧位，以胃经、心包经、任脉、脾经、膀胱经上的穴位为主穴，足三里、内关、中脘为常用穴。局部穴位常规消毒后，采用3寸规格毫针进行针刺，行提插捻转平补平泻法，以局部出现酸胀感为度，得气后留针30分钟，其间每10分钟行针1次，每天2次，治疗时间可选择化疗前30分钟和化疗后2小时。7～10天1个疗程。

4. 艾灸疗法

该法具有温胃降逆的作用。取穴以任脉上腹部及脾胃经腧穴为主，常用穴位：上脘、中脘、足三里等。如隔姜灸：取生姜，沿纤维纵向切取，切成厚0.2 ～ 0.3 cm、直径1.0 cm的姜片，中间用三棱针穿刺数孔。施灸时，将其放在穴区，将艾炷放在其上，点燃。待患者有局部灼痛感时，略略提起姜片，或更换艾炷再灸。一般每次灸3 ～ 6壮，以皮肤局部潮红不起泡为度。

5. 穴位按摩疗法

该法具有调和脾胃，降逆止呕的作用。患者取坐卧位，充分暴露其按摩部位，注意保暖，局部常规消毒，取内关、足三里、中脘等穴位，进行按压，直至出现酸、胀、麻感，每次按压10 ～ 15分钟，1周为1个疗程。

6. 耳穴埋豆疗法

该法具有调节脏腑功能的作用。患者取坐卧位，局部常规消毒，选取双耳部胃、肝、脾、神门等穴位，将王不留行籽贴于穴位处，化疗前5分钟揉按该贴穴，以患者耳部出现酸麻、胀痛感为度，每天揉按王不留行籽3次，每次5分钟，3 ～ 5天后揭下，换其他穴位进行治疗，可持续至化疗结束。

7. 中药离子导入疗法

患者取坐卧位。① 吴茱萸15 g、砂仁5 g打粉并制成膏状药芯待用；② 接通电源，将药芯置于生姜片上，姜片要与电极贴片大小一致，再将放置有姜片的电极贴片紧贴于治疗穴位，固定，取神阙、中脘、胃俞穴；③ 设定时间，每次30分钟；④ 调节电频脉冲，以患者耐受为度；⑤ 调节温度，选择低温（40℃）；⑥ 治疗结束后，药芯和药托贴于患处30 ～ 60分钟，每天1次，至化疗结束。

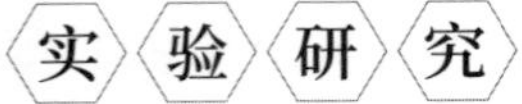

现代药理研究表明，中药可通过多途径、多靶点治疗肿瘤相关性

恶心呕吐，如半夏、生姜、连翘、旋覆花等止呕中药主要是针对5-HT等神经递质，通过阻断5-HT_3受体和NK1受体从而发挥止呕作用。上述4味止呕中药同时具有显著的抗炎作用，可通过激活神经细胞核转录因子-κB（NF-κB）通路，降低其介导的炎症因子含量，抑制炎症介质的释放，发挥抗炎作用。大量研究发现对内关、中脘、足三里等穴位进行针刺疗法或行穴位注射，有调节胃肠道功能和保护胃黏膜的作用，又可明显减轻胃肠道的不良反应。临床观察发现，大量患者在出现肿瘤相关性恶心呕吐时，多饮不入口、进食困难，味苦的中药亦无法服用，而中医外治法可有效缓解患者呕吐症状，研究发现口服中药与外用中药配合使用可有效预防肿瘤相关性恶心呕吐。

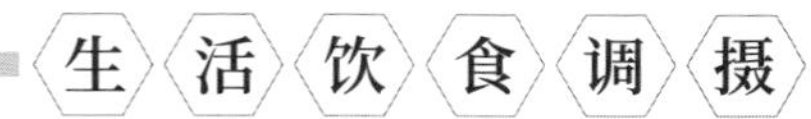

生活饮食调摄

1. 进食应以清淡、易消化的高营养和高维生素流质饮食为主，减少食物在胃内滞留的时间。宜少食多餐，可适当散步，餐后勿立即卧床。治疗前后1～2小时避免进食。

2. 中医饮食的治疗原则为补中健脾，消食开胃，适当进食一些偏酸的食物可促进食欲，缓解恶心，如柠檬、橘皮等。

3. 尽量少食辛辣、油腻之品，不吃含5-HT丰富的食物，如核桃、茄子、香蕉等。可选择多食含色氨酸较少的食物，如熟栗子、豌豆苗等。

4. 注意加强心理疏导，辅以行为暗示、音乐疗法、催眠、推拿按摩等方法。

食疗方举例

1. 姜夏薯蓣粥：姜半夏、干姜各10 g，加适量水，以砂锅煎取清汤，去渣，加入山药末50 g，再煎二三沸，加入适量白糖，食粥，适用于胃寒呕吐的患者。

2. 橘皮竹茹粥：橘皮10 g，竹茹10 g，鲜姜6 g，先将粳米100 g浸泡半小时备用，3味药物加水适量，煎煮后取其清汁，再加入浸泡好的粳米，文火煮20～30分钟，粥熟可加适量冰糖，适用于偏胃热呕吐的患者。

3. 萝卜姜汁饮：橘子1～2枚（带皮），鲜萝卜250 g，鲜生姜15 g，共榨取汁，小口频频饮服，适用于恶心呕吐患者。

4. 羊乳竹沥饮：羊乳一茶杯约200 g，竹沥水50 g，蜂蜜50 g，韭菜汁50 g，先煮羊乳，沸后再加入竹沥水等，调匀，待温，频频饮之，适用于胃阴不足引起的恶心呕吐患者。

5. 山楂二芽粥：炒山楂、炒麦芽、炒谷芽、陈皮、生姜各10 g，水煎取清汁，加入粳米或小米100 g，煮至粥成。适用于呕吐伴消化不食或食纳不振者。

按语

1. 本病多由脾胃亏虚导致恶心呕吐，治疗上以健脾和胃、降逆止呕为原则，急则治标，缓则标本兼治。

2. 随症加味，顾护胃气，不可过用苦寒降逆之药，以免脾胃更伤，耗损气阴。

3. 肿瘤后期和放化疗后期的患者，多属气阴亏虚，治疗以健脾养阴为主，扶助正气，重在提高患者的生命质量，以期“吃好、喝好、睡好”。

参考文献

[1] 王希胜，张亚密. 肿瘤病中医特色诊疗全书[M]. 北京：化学工业出版社，2011，6.

[2] 杨建芬，沈永奇. 肿瘤化疗相关性恶心呕吐的防治进展[J]. 中国当代医药，2019，26（15）：32-35.

[3] 梁婷婷，陈晓，李薇. 肿瘤相关恶心、呕吐[J]. 肿瘤代谢与营养电子杂志，2018，5（4）：348-353.

[4] 王晓杨. 中医治疗化疗后恶心呕吐研究进展[J]. 亚太传统医药，2015，11（17）：52-55.

[5] 朱学萍，聂克. 中西医结合防治肿瘤化疗所致恶心呕吐的临床研究进展[J]. 中药药理与临床，2007：259-261.

[6] 孙清廉. 中药食疗可缓解放、化疗不适[J]. 开卷有益（求医问药），2016，（12）：27-28.

[7] 王科，王昊阳，张颖. 化疗相关性恶心呕吐的中医外治法研究进展[J]. 四川中医，2016，34（12）：219-222.

[8] 潘旻，秦日昇，陈春桥，等. 中药离子导入疗法防治化疗相关性恶心、呕吐的临床观察[J]. 中国处方药，2018，16（06）：101-102.

[9] 施俊. 魏品康教授消痰和胃法防治化疗恶心呕吐经验[J]. 中国中医急症，2011，20（10）：1604-1605.

[10] 毕朝霞，苗永华，刘月册. 张士舜治疗癌症经验[J]. 浙江中西医结合杂志，2003，13（1）：48-49.

[11] 山萌，马战平，李猛. 刘华为教授应用“五行气化论”辨治化疗所致恶心呕吐经验撷萃[J]. 陕西中医，2020，41（04）：524-527.

[12] 钱峻. 刘沈林教授辨治消化道肿瘤经验撷萃[J]. 中国中医药现代远程教育，2006，4（2）：24-25.

肿瘤相关性腹泻

肿瘤相关性腹泻(tumor-associated diarrhea, TAD)是指由于肿瘤本身或者相关治疗、患者身体耐受差等因素引起的腹泻,表现为大便次数增多(>每天3次)、粪便量增加(>200 g/天)、粪质稀薄(含水量>85%),或带有黏液、脓血便或未消化的食物,可出现无痛性腹泻或伴轻度腹痛,喷射性水样便,一天数次或数十次。肿瘤相关性腹泻是肿瘤患者常见的并发症之一。国内研究统计数据显示,约10%的肿瘤患者会发生急、慢性腹泻。腹泻常导致肿瘤患者电解质紊乱、肠道黏膜损伤、菌群失衡和血容量减少,感染概率增加,严重者甚至危及生命。

认识

一、西医认识

肿瘤相关性腹泻的病因主要包括肿瘤本身因素、手术、放化疗、恶性肿瘤并发感染及精神紧张焦虑引起的腹泻等。其中化疗药物是导致腹泻的主要原因,如伊立替康、5-FU及其类似物(卡培他滨、替加氟、替吉奥)、酪氨酸激酶抑制剂等。化疗药物通过破坏胃肠道黏膜层引起肠上皮脱落,最终导致小肠内吸收和分泌功能紊乱。肿瘤相关性腹泻多发生于结肠癌、直肠癌和胃癌等消化系统肿瘤。

现代医学治疗主要以对症治疗为主。常用的药物包括止泻药、黏膜保护剂、抗菌药和生长抑素类药物,如双歧杆菌、口服补液盐、消旋山莨菪碱、奥曲肽以及洛哌丁胺等。长期使用容易产生机体耐药性、肠道菌群失调，恶心、呕吐等胃肠道症状，眩晕等神经系统症状和代谢功能紊乱等。

二、中医认识

中医理论认为，本病属于“泄泻”范畴。《医宗必读》有“无湿不成泻”之说，恶性肿瘤患者脏腑功能失调，加之久病缠绵，易致脾胃虚弱，中阳不健，运化无权。清气不升，浊气下陷，发为泄泻。本病病机主要为脾虚湿盛，肠道功能失常。病位在脾，同时与肝、肾密切相关。本病虚实夹杂，以虚为主，虚实之间常相互转化。治疗原则以扶正祛邪，健脾祛湿为主。

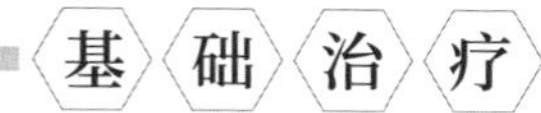

一、中医辨证分型

1. 热毒内蕴证

多见于肿瘤放疗后。临床主要表现为泄泻，里急后重，肛门灼热，或下痢黏液脓血，甚则便血不止，面色晦暗，精神差，腹痛，口干苦，舌暗红，苔黄，脉弦数。

治法：清热解毒，通肠导滞。

代表方：白头翁汤合槐花散合十灰散加减。

主要药物：白头翁 10 g，黄连 3 g，黄柏 10 g，秦皮 10 g，槐花 20 g，侧柏叶 20 g，荆芥穗 15 g，炒枳壳 15 g，地榆炭 20 g，仙鹤草 20 g，茜草根 15 g，大蓟 15 g，小蓟 15 g，牡丹皮 10 g，木香 6 g，赤芍 10 g，当归 10 g，焦槟榔 10 g。

2. 肝郁脾虚证

常见于肿瘤中后期或术后。临床主要表现为泄泻，便前腹痛，便后痛减，伴心情低落，善叹息，胸胁苦满，胁肋疼痛，口干口苦，小便不利，舌淡红，苔薄白，脉弦。

治法：疏肝解郁，健脾和胃。

代表方：柴苓汤合柴胡疏肝散加减。

主要药物：柴胡12 g，黄芩10 g，姜半夏10 g，生姜5片，大枣10 g，党参10 g，炙甘草6 g，桂枝10 g，泽泻10 g，炒白术10 g，茯苓10 g，白芍10 g，川芎6 g，陈皮10 g，枳壳10 g。

3. 脾虚湿盛证

多见于肿瘤中晚期或化疗后。临床主要表现为泄泻，反复迁延，神疲倦怠，食少，食后脘闷不舒，或纳谷不香，稍进油腻食物，则大便次数增加，面色萎黄，舌质淡，苔白，脉细弱。

治法：健脾益气，和胃化湿。

代表方：参苓白术散合升阳益胃汤加减。

主要药物：莲子肉9 g，炒薏苡仁20 g，砂仁（后下）、桔梗各6 g，白扁豆12 g，白茯苓20 g，党参、炒白术、山药各15 g，炙甘草6 g，黄芪30 g，姜半夏10 g，独活9 g，防风9 g，白芍10 g，羌活9 g，陈皮10 g，升麻6 g，柴胡6 g，泽泻10 g。

4. 脾肾两虚证

常见于肿瘤中后期或放化疗后。临床主要表现为五更泄泻，完谷不化，面色皖白，形寒怕冷，腹部喜暖，泻后则安，不欲饮食，小便不利，肢体浮肿，舌淡胖边有齿痕，脉沉细无力。

治法：健脾温肾，固摄止泻。

代表方：附子理中汤合金匮肾气丸加减。

主要药物：制附子10 ～ 15 g（先煎），党参15 g，炒白术15 g，干姜10 g，桂枝10 g，熟地黄30 g，山药15 g，山茱萸15 g，茯苓10 g，泽泻10 g，牡丹皮10 g，葛根10 g，五味子10 g，乌梅10 g。

5. 寒热错杂证

常见于肿瘤后期或放化疗治疗后。临床主要表现为泄泻，肠鸣，大便次数多，口干，脘腹胀满，食欲不振，小便不利，舌淡，苔白黄，脉濡。

治法：辛开苦降，调和阴阳。

代表方：生姜泻心汤加减。

主要药物：姜半夏10 g，黄芩10 g，黄连3～5 g，党参10 g，生姜5片，干姜10 g，炙甘草10 g，乌梅10 g，白芍10 g，槟榔10 g，当归10 g，木香6 g。

二、名中医治疗验方

1. 乌梅丸加减治疗食管癌导致的寒热错杂型腹泻

乌梅15 g，辽细辛9 g，干姜9 g，川黄连6 g，黄柏9 g，制附子6 g（先煎），蜀椒9 g，桂枝9 g，潞党参15 g，白芍10 g，生地黄10 g，枸杞10 g，鸡血藤20 g，半枝莲30 g，白花蛇舌草20 g，红豆杉20 g，山慈菇15 g。

2. 王氏膈下逐瘀汤加减治疗泄泻

白芍12 g，川芎、当归、桃仁、乌药、枳壳、炙甘草各6 g，红花、五灵脂（包煎）、香附、延胡索各9 g。

3. 理中汤加味治疗泄泻

炒白术15 g，炮姜12 g，党参15 g，炙甘草6 g，制附片12 g（先煎），乌梅12 g，黄连3 g。

三、临床验案

王某，男，65岁。

初诊：患者1年前诊断“肠癌病”[①降结肠溃疡型中分化腺癌（T4aN0M0 ⅡB高危）；②直肠隆起型乳头状管状腺癌（T4aN0M0 ⅡB高危）]，于2016年1月在厦门市某医院行“腹腔镜直肠癌根治术+左半结肠Ca根治术”，后行六周期辅助化疗。术后大便日行10余次，时不成形（先干后稀），完谷不化，胃脘胀，腹部不固定部位性疼痛，呈阵发性隐痛，尚可耐受，喜按，口干喜温饮，四肢凉，畏寒，耳鸣腰酸，纳可寐差，舌体胖，舌质红，苔少、裂纹明显，脉弦细数。方药：理中汤加味。党参10 g，干姜10 g，炒白术10 g，桂枝6 g，天花粉10 g，知母10 g，五味子6 g，白豆蔻10 g（后下），白扁豆10 g，黄连3 g，炙甘草20 g。7剂，日1剂，分2 ～ 3次饭后温服。

二诊～五诊：均予理中汤及四神丸加味，腹泻基本改善。

六诊：近1周来大便次数每天3 ～ 6次，且时间连续，质稀、量少，便后觉舒，矢气多，小便调，寐差。守上方7剂。服药后大便每天3 ～ 4次，余诸症减轻。

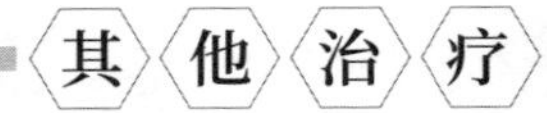

其他治疗

1. 针刺疗法

该法具有疏通经络，调和脾胃的作用。患者取坐卧位，选取天枢、大肠俞、上巨虚和阴陵泉等穴位，局部穴位常规消毒后，采用2寸或3寸规格毫针进行针刺，刺入后行提插捻转平补平泻法，以局部出现酸胀感为度，得气后留针20分钟，其间每10分钟行针1次。每天1次，2周为1疗程。

2. 艾灸疗法

该法具有温阳健脾，散寒除湿的作用。取神阙穴进行治疗，常采用隔盐灸或隔姜灸。患者取卧位，可切取厚0.5 cm、直径为1.0 cm的薄姜片，放置在神阙穴上，点燃艾条后，将燃烧端靠近神阙穴，一般以艾条距离皮肤2.0 ～ 3.0 cm为宜，以患者自觉温热而无灼痛感为度。每天施灸1次，每次15 ～ 20分钟，皮肤破损者慎用。

3. 耳穴埋豆疗法

该法具有调和脾胃的作用。患者取坐卧位，取胃、大肠、肝、脾、内分泌和皮质下等穴位，以75%乙醇消毒耳部，将王不留行籽置于大小为0.5 cm × 0.5 cm的胶布上，然后贴敷在所取穴位，每次贴一侧耳，每2 ～ 3天更换1次，交替贴换。嘱患者每天按揉3 ～ 4次（早、中、晚餐后及睡前），每个穴位按揉1分钟，以耳部有酸、痛、热、麻感，而不按破皮肤为宜，7天为1个疗程，治疗4个疗程。

4. 中药灌肠疗法

该法具有通腑泻浊的作用。根据辨证选取中药，将中药加水煎至150 ～ 200 ml后装入输液瓶中备用。保留灌肠前嘱患者排空大小便，患者取左侧卧位，上腿屈曲，下腿伸直，操作者用石蜡油润滑肛管（选用细的灌肠管，润滑肛管与输液器相连）前端轻轻插入肛门内20 ～ 25 cm，将药液缓缓滴入，以每分钟60滴为宜。压力要低，灌肠时液面距肛门不超过30 cm，便于药液保留及肠黏膜的充分吸收。灌注过程中嘱患者放松腹部，张口深呼吸，以减少便意感，灌肠后以枕头垫高臀部10 ～ 20 cm，卧床休息30分钟以上，嘱患者尽量保留药液1 ～ 2小时，每天1 ～ 2次。

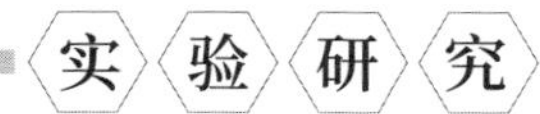

实验研究

现代研究表明，中药具有抗菌、消炎和抗肿瘤等作用，可经多种途径治疗腹泻。如人参中的人参皂苷具有促进益生菌生长的作用。高剂量茯苓可促进肠道双歧杆菌增殖，抑制大肠杆菌的生长。神曲可促进肠道内乳酸杆菌和双歧杆菌增殖，促进损伤的肠组织恢复，并抑制肠杆菌、肠球菌生长。中药复方如柴苓汤具有抗炎和免疫调节作用。香连丸止泻的机制可能与抑制NF-κB P65通路活化，降低促炎细胞因子肿瘤坏死因子α（TNF-α）和γ-干扰素（IFN-γ）的表达，上调抑炎细胞因子白细胞介素4（IL-4）的表达有关。丹参、白术、马齿苋、红景天、桑叶、砂仁等均有不同程度保护胃肠道黏膜、抗炎作用。艾灸足三里可以诱导保护性蛋白热休克蛋白（HSP60）的过度表达，抑制促凋亡因子Smac表达，起到保护胃黏膜的作用。

生活饮食调摄

1. 饮食应以清淡为主，少食多餐，选择易消化、吸收的食物，保证足够的营养。维持水和电解质平衡，如补充平衡盐液等。避免过食高糖、高热量食物，慎食生冷、辛辣、油炸等刺激之物，戒烟戒酒。对需要肠内营养的患者，应注意营养液的配比，针对乳糖、蛋白质、脂肪不耐受患者应选择适宜的营养液，预防腹泻。

2. 养成良好卫生习惯，禁食不洁食物。

3. 记录大便次数和伴随症状，以便就诊时告知医生。

4. 避免腹部过度按摩、压迫等机械性刺激。注意腹部保暖，可适当用热水袋热敷。

食疗方举例

1. 黄芪粥：黄芪 20 g、党参 20 g、茯苓 15 g、炒白术 15 g、山药 15 g、山楂 15 g，大枣 10 g，炙甘草 5 g。上述药材放入锅中，加水 2 000 ml，煎煮成约 500 ml 的药汁，后加入熟小米粉 50 g、维生素粉 100 mg，将所有材料搅拌、混合成膏状黏稠物，放密封瓶低温保存。早晚 2 次温水服用，连续服用 3 个月，适用于脾虚患者。

2. 姜橘椒鱼羹：鲫鱼 250 g，生姜 30 g，橘皮 10 g，胡椒 3 g。鲫鱼洗净，除去内脏。生姜片、橘皮和胡椒等切碎，纱布包裹后填入鲫鱼肚内，加水 2 000 ml，先用大火煎煮 5 分钟，后转小火煨熟，加食盐少许调味，喝汤吃鱼。该羹具有温中散寒，健脾利湿的功效。

按语

1. 肿瘤与情志关系密切，情志不良容易导致腹泻，应加强对患者情志的调护，及时疏导患者恐惧、焦虑等不良情绪。

2. 运用中药时，不可一味只求“止泻”，以免闭门留寇，遗留后患。

3. 中医外治法“止泻”效果明显，不良反应轻。

参考文献

[1] 朱小玲. 肿瘤内科患者腹泻原因构成及护理预防对策[J]. 当代护士(下旬刊), 2019, 26(02): 108-109.

[2] 方青芳. 化疗相关性腹泻的发生机制和治疗策略[J]. 中国临床药理学与治疗学, 2009, 14(03): 351-355.

[3] Saltz LB. Managing chemotherapy-induced diarrhea[J]. Clin Adv Hematol Oncol, 2006, 4(3): 203-204.

[4] Wisinski K, Benson Al. Chemotherapy-induced mucositis: focusing on diarrhea[J]. The journal of supportive oncology, 2007, 5(6): 270-271.

[5] Committee of Experts on Rational Drug Use National Health and Family Planning Commission of the P. R. China. 消化道恶性肿瘤合理用药指南[J]. 中国合理用药探索, 2017, 14(09): 5-54.

[6] 葛晓宁. 中医药治疗肿瘤放疗、化疗后腹泻的疗效评价方法评述[J]. 世界最新医学信息文摘, 2016, 16(41): 164, 166.

[7] 王浩, 段佩雯, 王松坡. 中医药治疗肿瘤化疗相关性腹泻研究进展[J]. 山东中医杂志, 2019, 38(03): 295-298.

[8] 刘艳艳, 张凯, 关家伟, 等. 人参皂苷对BALB/c小鼠肠道菌群的影响[J]. 现代生物医学进展, 2015, 15(6): 1041-1045.

[9] 宋克玉, 江振友, 严群超, 等. 党参及茯苓对小鼠肠道菌群调节作用的实验研究[J]. 中国临床药理学杂志, 2011, 27(2): 142-145.

[10] 蔡子微, 杨旭东, 胡静, 等. 中药神曲及其肠道菌群调整和肠保护作用的实验研究[J]. 牡丹江医学院学报, 2006, 27(1): 1-5.

[11] 罗海燕，宋姗姗，黄暨生，等.黄芩苷对小鼠肠道菌群影响的量-时规律观察[J].中国医药指南，2010，8(32)：42-43+49.

[12] 郭秀春，李芳芳，朱晓娣，等.柴苓汤的药理作用及临床应用研究进展[J].中成药，2015，37(5)：1075-1079.

[13] 张新峰，乔翠霞，程旭锋，等.香连丸对化疗相关性腹泻裸鼠模型的作用观察[J].中成药，2016，38(07)：1598-1601.

[14] 冯澜，李绍民，代立娟，等.马齿苋多糖对溃疡性结肠炎小鼠肠黏膜细胞因子及肠道菌群的影响[J].中国微生态学杂志，2015，27(2)：139-142.

[15] 鄢伟伦，王帅帅，任霞.白术对小鼠肠道菌群调节作用的实验研究[J].山东中医杂志，2011，30(6)：417-419.

[16] 陈涟昊，张霞，孙世芳，等.桑叶多糖调节小鼠肠道菌群失调的研究[J].现代药物与临床，2015，30(6)：633-636.

[17] 闫瑶，金美兰，周磊，等.砂仁对抗生素所致肠道菌群失调小鼠调节作用的探讨[J].中国微生态学杂志，2013，25(9)：1040-1043.

[18] 曾桂梅，成金乐，彭丽华.丹参破壁饮片、常规饮片及传统粉末对小鼠肠道菌群的影响[J].今日药学，2015，25(2)：103-106.

[19] 杨泽锐，曾桂梅，彭丽华，等.红景天破壁饮片对小鼠肠道菌群影响的初步研究[J].中国中药杂志，2015，40(15)：3053-3058.

[20] 郁沽，彭宏，林亚平，等.艾灸足三里等穴诱导HSP60对急性胃黏膜损伤大鼠Smac表达的影响[J].湖南中医药大学学报，2012，32(8)：14-15，2.

[21] 黎雪.你的饮食中是否有引起腹泻的元素？[J].心血管病防治知识(科普版)，2016，23(12)：10-11.

[22] 孟妍，吕千千，聂玉香，等.营养药膳粥食疗干预慢性腹泻患者疗效观察[J].河北中医，2016，38(11)：1660-1663.

[23] 弓树德，施义.国医大师周仲瑛运用乌梅丸治疗食管癌化疗所致寒热错杂型腹泻经验浅析[J].浙江中医药大学学报，2018，42(04)：287-289.

[24] 高尚社.国医大师颜德馨教授治疗泄泻验案赏析[J].中国中医药现代远程教育，2011，9(15)：11-12.

[25] 高尚社.国医大师郭子光教授治疗泄泻验案赏析[J].中国中医药现代远程教育，2011，9(21)：6-7.

肿瘤相关性焦虑抑郁

肿瘤相关性焦虑抑郁（tumor-associated anxiety and depression，TAAD）是指在恶性肿瘤诊断与治疗过程中出现病理性焦虑抑郁的状态或综合征，是恶性肿瘤患者最常见的心理障碍之一，症状主要表现为急躁易怒、过分担心、紧张害怕、烦躁不安、过度机警或情绪低落、活动减少、兴趣减退、思维迟缓、睡眠障碍、精力不足、体力缺乏、悲观伤感、自罪观念与自杀倾向等。2018年发表的数据显示，近十年国内肿瘤相关性焦虑抑郁的发病率为17.5%～95.3%，国外为12.5%～33.4%。抗焦虑和抗抑郁药物长期服用会带来一系列不良反应。应用中药治疗安全有效、价格低廉，可有降低经济负担，改善肿瘤患者生命质量。

认识

一、西医认识

肿瘤相关性焦虑抑郁的发病机制尚未明确。多数学者认为其病理基础为神经-内分泌-免疫调节功能紊乱。导致肿瘤相关性焦虑抑郁发生的病因主要为应激源对患者身心强烈持久性刺激，下丘脑-垂体-肾上腺轴功能亢进，糖皮质激素分泌过多，交感神经系统、各种肽类物质和细胞因子活性发生改变等。常见于肝癌、胃癌、乳腺癌、卵巢癌、子宫癌等。

抗抑郁药物的应用是肿瘤患者精神疾患综合治疗的重要组成部分，其类别主要包括三环类抗抑郁药（TCAs）、单胺氧化酶抑制剂

(MAOI)、选择性5-HT再摄取抑制剂(SSRIs)、5-HT和去甲肾上腺素再摄取抑制剂(SNRI)、去甲肾上腺素和特异性5-羟色胺能抗抑郁剂(NaSSA)等。

二、中医认识

中医理论认为,本病属于“郁证”范畴,肿瘤患者素体正气亏虚,或饮食不洁,情绪不调等,引起机体肝、心、脾等脏腑功能失调,气血阴阳不和,痰浊瘀血内生,客邪留滞,积聚日久而变生癌毒。《灵枢·移精变气论》云:“血脉和利,精神乃居”;《灵枢·本神》云:“肝气虚则恐,实则怒。”癌毒久则阻滞脏腑经络,气血运行不畅,肝失疏泄,气机郁结,正常情绪无所表达,故而焦虑、抑郁。病理性质有虚、实之分。实证以气、血、痰、火、湿、食郁滞为主,久则出现火郁伤阴或气血不足的虚证或虚实夹杂证。本病病位在心、肝、脾、肾,尤其与肝、心、脾关系密切,治疗上以调整脏腑功能、疏肝理气、调和气血、健脾和胃、养心安神为主。

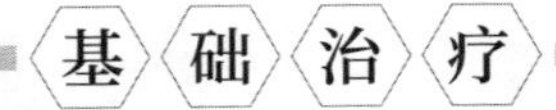

一、中医辨证分型治疗

1. 肝气郁结证

常见于肝癌、乳腺癌、甲状腺肿瘤、宫颈癌、胃癌、胰腺癌、胆囊癌、胆管癌等肿瘤患者。主要表现为精神焦虑、抑郁,善太息,少腹或胁肋胀痛,痛无定处,脘闷,嗳气,腹胀纳呆,大便不调,舌苔薄白或薄腻,脉弦。

治法:疏肝解郁,理气畅中。

代表方:柴胡疏肝散加减。

主要药物:柴胡10 g,陈皮10 g、川芎6 g,香附10 g,枳壳10 g,白芍10 g,炙甘草6 g,郁金6 g,紫苏叶10 g,姜半夏6 g,炒麦芽10 g,当归10 g。

2. 气郁化火证

常见于恶性肿瘤放化疗后阴伤患者。主要表现为精神焦虑、抑郁,胸胁胀满,口苦咽干,或目赤,耳鸣,或嘈杂吞酸,大便秘结,小便黄,舌质红,苔黄厚少津,脉弦细数。

治法:疏肝解郁,清肝泻火。

代表方:丹栀逍遥散合越鞠丸加减。

主要药物:牡丹皮15 g,山栀子10 g,柴胡10 g,当归10 g,白芍10 g,茯苓10 g,炒白术6 g,炙甘草6 g,薄荷6 g,生姜6片,酒大黄6 g,黄连6 g,吴茱萸3 g,香附10 g,神曲10 g,川芎3 g。

3. 痰气郁结证

常见于甲状腺肿瘤、肺癌、胃癌、胰腺癌、结肠癌、肝癌、乳腺癌患者。主要表现为精神焦虑、抑郁,胸部满闷,胁肋胀满,咽中不适,如有异物梗阻,咽之不下,咯之不出,但吞咽食物自如,喉中异物感常随情志变化而轻重,舌苔白腻,脉弦滑。

治法:行气开郁,化痰散结。

代表方:半夏厚朴汤合黄连温胆汤加减。

主要药物:姜半夏9 g,厚朴10 g,茯苓10 g,苏叶10 g,生姜10片,香附10 g,枳实6 g,陈皮10 g,竹茹10 g,黄连3 g,黄芩6 g,瓜蒌10 g。

4. 心神失养证

常见于各型肿瘤患者,女性较为多见。主要表现为情绪低落,精神恍惚,心神不宁,多疑易惊,喜悲善哭,时时欠伸,舌质淡,苔薄白,脉弦细。

治法:甘润缓急,养心安神。

代表方:甘麦大枣汤合百合地黄汤加减。

主要药物:炙甘草20 g,淮小麦50 g,大枣10 g,白芍20 g,知母10 g,百合10 g,熟地黄15 g。

5. 心脾两虚证

常见于各类消化道、肝胆、胰腺肿瘤等。主要表现为情志焦虑、抑郁，心悸胆怯，多思善疑，失眠健忘，面色无华，头晕神疲，食欲不振，舌质淡，苔薄白，脉细弱。

治法：健脾养心，补益气血。

代表方：归脾汤加减。

主要药物：炒白术10 g，当归12 g，茯苓10 g，炙黄芪12 g，远志10 g，龙眼肉6 g，炒酸枣仁20 g，党参10 g，木香6 g，炙甘草6 g。

6. 心肾阴虚证

常见于肺部肿瘤、膀胱癌及肝、胆、胃、胰腺肿瘤等。主要表现为精神焦虑、抑郁，虚烦少寐，惊悸多梦，头晕耳鸣，健忘，腰膝酸软，五心烦热，盗汗，口燥咽干，男子遗精，女子月经不调，舌微红，少苔或无苔，脉细数。

治法：滋养心肾。

代表方：天王补心丹合柴胡加龙骨牡蛎汤加减。

主要药物：党参6 g，茯苓10 g，玄参10 g，五味子6 g，麦冬10 g，柏子仁15 g，炒酸枣仁15 g，生地黄20 g，柴胡10 g，生龙骨50 g（先煎），生牡蛎50 g（先煎），黄芩6 g，酒大黄6 g，姜半夏10 g，桂枝10 g。

二、名中医治疗验方

1. 柴胡疏肝散合金玲子散加减治疗肝癌相关性抑郁

柴胡10 g，川楝子10 g，制香附15 g，当归10 g，延胡索6 g，春砂壳6 g（后下），炒白芍15 g，细青皮10 g，木香6 g，失笑散12 g（包煎）。

2. 逍遥散加味治疗郁证

逍遥散加白蒺藜10 g，首乌藤15 g，酸枣仁10 g，五味子10 g，姜半夏10 g，夏枯草10 g。

3. 四逆散加味治疗抑郁

柴胡15 g，枳实12 g，白芍15 g，炙甘草10 g，郁金10 g，石菖蒲10 g。

三、临床验案

林某，女，32岁。

初诊：2019年4月8日。主因“反复情绪低落5年加重1年”就诊。患者5年前因右乳疼痛于某医院就诊，诊断为“乳腺纤维腺瘤”，后行“乳腺纤维腺瘤切除术”，术后稍感情绪低落，近1年明显加重。刻下：情绪低落，兴趣减退，喜悲善哭，易惊恐慌，神疲乏力，口苦目干，排便困难，纳寐差。舌体宽，边有齿痕，舌质暗，苔白厚腻少津，脉弦细数。辨证：肝郁化火，阴血不足。治法：柔肝缓急，滋阴润燥。方药：炙甘草20 g，淮小麦50 g，大枣10 g，白芍20 g，知母10 g，百合10 g。每天1剂，水煎服。同时指导患者自我情绪调节。

二诊：患者服药尽剂，情绪、睡眠、食欲均明显改善。

三诊：效不更方，续服7剂巩固疗效。

电话回访，患者情绪良好，睡眠、饮食均正常。

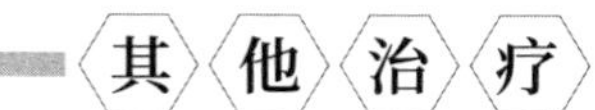

其他治疗

1. 针灸疗法

针灸治疗肿瘤相关性焦虑抑郁，治法以调神疏肝、理气解郁为主。可有效改善患者的抑郁状态。选穴多选督脉、手足厥阴及手少阴经穴。以百会、印堂、神门、太冲、内关、膻中为主穴。肝气郁结配期门；气郁化火配行间、侠溪；痰气郁结配丰隆；心神失养配通里、心俞；心脾两虚配心俞、脾俞；肝肾亏虚配肝俞、肾俞；咽部异物感明显配天突、照海。患者取坐卧位，局部皮肤消毒后，采用3寸规格毫针进行针刺，行提插捻转平补平泻法，以局部出现酸胀感为度，得气后留针20分钟，其间每10分钟行针1次，每天1～2次，1～2周1个疗程。

2. 情志疗法

中医情志疗法多采用心理干预、家庭教育干预、行为干预等方式进行，以个体化治疗为主。内容包括：① 医生以谈话形式与患者沟通，使患者正确看待疾病，帮助患者重新建立起对生活的信心，引导患者自我情绪的调整；② 指导患者养成良好的生活作息习惯、适当放松训练等行为模式；③ 与家庭成员配合，同时进行家庭健康教育。

3. 音乐疗法

依据阴阳五行相生相克及五志相胜原理选择相应的音乐治疗，有助于调畅气机，平衡阴阳。从《中国传统五行音乐盒带》中选择音乐曲目，也可随时更换曲目，避免产生枯燥感。在听音乐前，嘱患者排空膀胱并采取舒适体位，听音乐的过程中限制灯光、声音、探视者、电话等干扰。保持空气清新，环境安静。听音乐的同时，指导患者有节律地呼吸、放松肌肉及引导音乐想象。音量控制在30 ～ 40分贝，以患者舒适、听清楚为度。音乐疗法每天2次，每次30分钟。具体实施时间遵循子午流注理论，选择每天的9:00—10:00和21:00—22:00；1 ～ 2周为1个疗程。

4. 穴位贴敷疗法

患者取坐卧位或俯卧位，局部皮肤消毒后，选取神阙、肺俞、足三里、三阴交等穴位，予以中药（由黄芪30 g，炒白术、莪术各15 g，冰片10 g组成）敷贴上述穴位。每天给药1次，每次贴6小时后揭下，3周为1疗程。

5. 耳穴埋豆疗法

患者取坐卧位，选肝、胆、心、肾、神门、皮质下等穴位。以酒精棉球轻擦消毒，左手手指托持耳郭，右手用镊子夹取割好的方块胶布，胶布中心粘上准备好的王不留行籽，对准穴位紧贴压其上，并轻轻揉按1 ～ 2分钟。两耳交替贴压，每次贴压6穴，每天按压3次，隔3天换药1次，治疗4周为一疗程。

6. 芳香疗法

通过草本植物的芳香功效，可达到镇静的作用。如单方精油（薰衣草、甜橙、佛手柑），按1∶1∶1配制复合精油，用滴管装入容器中。将3滴配制好的精油涂在具有吸收性的棉花上，将棉花放置于患者的睡枕上，每天2次，分别在中午睡前和晚上睡前，2周为1个疗程。

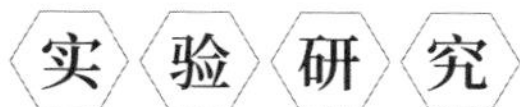

实验研究

现代研究表明，中药抗抑郁是多途径、多靶点的过程。如石菖蒲水煎剂、合欢花提取物、绿萼梅醇提物和贯叶金丝桃提取物等均可有效缩短悬尾试验中小鼠悬挂的失望时间和大鼠强迫游泳实验中的不动时间，其有效成分细辛醚能显著改善痴呆小鼠的学习记忆功能，并促进在体神经干细胞增殖和神经发生，改善抑郁状态；积雪草总苷可以调节小鼠脑内氨基酸水平和抑郁大鼠神经内分泌功能。三七叶总皂苷能使慢性应激抑郁模型大鼠的自主活动能力增强，增加脑内去甲肾上腺素（NE）、多巴胺（DA）的含量；前胡提取物中香豆素类化合物能使孤养加慢性轻度不可预见性应激抑郁模型大鼠行为学显著改善，增加脑内5-TH、NE的含量。复方如柴胡加龙骨牡蛎汤、甘麦大枣汤和百合地黄汤均能明显缩短小鼠强迫游泳的不动时间，三者中柴胡加龙骨牡蛎改善抑郁作用更明显。

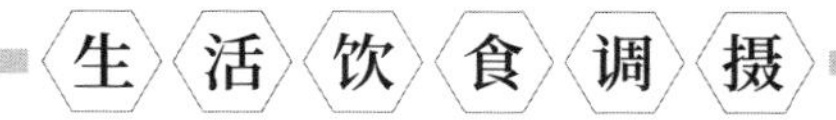

生活饮食调摄

1. 注意调节情绪，积极应对客观，保持乐观，聆听舒缓音乐。

2. 养成规律的作息习惯，避免熬夜，适当增加户外活动，如太极拳、八段锦等。

3. 可在正确实施辨证的基础上调整饮食，以调畅气机，可将百合、粳米、银耳、莲子等食物制成羹汤服用；也可用郁金、合欢花、百合、竹叶、麦冬、玫瑰花、荷叶等中药作代茶饮。

4. 认知行为和心理疗法。医者与家人应注重患者的情绪变化，循循善诱，开导患者逐渐打开心扉，让患者认识和了解病情，或分散其注意力，为其提供情感表达机会，做其坚强后盾。

5. 正念冥想疗法。通过放松与集中精神的训练，让患者把注意力有意识地集中在某一特定对象之上，起到调节情绪和放松身体的作用，如每晚足浴时，取舒适体位，保持环境安静，指导患者闭上双眼，调匀呼吸，随着呼吸鼻端的气流，当杂念、情绪出现时，引导患者将注意力集中到腹部的起伏或鼻端的气流上，每次15～20分钟。

6. 放松疗法。让患者反复练习"我感觉四肢沉重和燥热、我的心跳和呼吸非常平缓和稳定、我的胃部柔软和温暖"等语句，进入语境，沉重感和热感练习往往能使人处于舒服的昏昏欲睡的状态，消除紧张情绪，每次5分钟，每天2次。

食疗方举例

1. 养心安神粥：莲子、龙眼肉、百合各20 g，大米150 g。先将大米浸泡在水中30分钟，再将其他的中药洗净后加入其中，大火煎煮15～20分钟，转小火再煮15～20分钟，睡前服用，适用于心脾亏虚患者。

2. 远志枣仁粥：远志、炒酸枣仁、枸杞子各15 g，大米150 g。先将大米浸泡在水中30分钟，再将其他的中药洗净后加入其中，大火煎煮15～20分钟，转小火再煮15～20分钟，睡前服用，适用于焦虑伴难入睡患者。

3. 枸杞肉丝炒冬笋：枸杞、冬笋各30 g，瘦猪肉100 g，猪油、食盐、味精、酱油、淀粉适量。炒锅放入猪油烧热，投入肉丝和笋丝炒至熟，放入其他佐料，煎炒5～10分钟即可。

按语

1. 要治病求本，标本同治。肿瘤相关性焦虑抑郁主要是由情志内伤所致。临床诊疗中医生注重改善躯体症状的同时，也应充分关注了解患者心理状态。

2. 真诚的关心、理解并耐心沟通，建立良好的医患关系，给予患者心理上的鼓励和支持，指导患者正确调节情绪。

3. 辨证首分虚实。肿瘤相关性焦虑抑郁在术前或手术初期多实，以六郁见证为主，气郁多见。手术中后期或放化疗后逐渐由实转虚，此时患者常有心、脾、肝、肾等脏腑气血津液的亏损，临床多虚实夹杂。治疗上实证以疏肝理气解郁为主，虚证宜补，虚实互见者则当兼治。

参考文献

[1] 燕晓茹，陈恂，张培彤.近十年癌性抑郁相关危险因素研究现状[J].中医杂志，2018，59(19)：1694-1698.

[2] 吕素君，张艳景，王培培.肿瘤相关抑郁研究进展[J].中国老年学杂志，2018，38(17)：4326-4330.

[3] 刘松江，郭琦，闫珺.简述中西医治疗肿瘤相关性抑郁的现状[J].生物技术世界，2016(03)：139-141.

[4] Grassi L, Nanni MG, Rodin G, et al. The use of antidepressants in oncology: a review and practical tips for oncologists[J]. Ann Oncol, 2018, 29(1): 101-111.

[5] 吕双宏，田露.恶性肿瘤相关性抑郁中医研究进展[J].长春中医药大学学报，2019，35(01)：200-203.

[6] 昂秋青，王祖承.肿瘤与抑郁症[J].国外医学·精神病学分册，2000(03)：136-139.

[7] 林雪梅，全小明，林瑶如，等.五音疗法对胃癌根治术后化疗患者焦虑、抑

郁及生活质量的影响[J].广州中医药大学学报,2017,34(02):181-184.
[8] 高雪松,王永志,李丽,等.疏肝类中药复方干预抑郁症药理机制的研究进展[J].现代中医临床,2018,25(02):46-49.
[9] 郭宏伟.中药抗抑郁症的药理研究现状[J].中医药信息,2016,33(06):123-125.
[10] 张华林,李中,周中流,等.三七叶总皂苷对抑郁大鼠脑内单胺及神经因子的影响(英文)[J].现代食品科技,2015,31(12):32-41.
[11] 廖国平,段晶晶,林敬明.前胡提取物对抑郁症模型大鼠脑内中枢单胺类神经递质的影响研究[J].海峡药学,2016,28(07):17-20.
[12] Mao J, Huang S, Liu S, et al. A herbal medicine for Alzheimer's disease and its active constituents promote neural progenitor proliferation[J]. Aging Cell, 2015, 14(5): 784-796.
[13] 邱萍,王宝宽,陈丽.八段锦联合情志护理对恶性肿瘤患者癌因性疲乏及负性情绪的影响[J].中西医结合护理(中英文),2019,5(1):82-85.
[14] 丁甘仁.丁甘仁医案[M].北京:人民卫生出版社,2007.
[15] 董振华,季元,范爱平.祝谌予经验集(第9辑)[M].北京:人民卫生出版社,2012.
[16] 张文选,王建红.跟刘渡舟学用经方[M].北京:中国医药科技出版社,2019.
[17] 吴勉华,王新月.中医内科学[M].北京:中国中医药出版社,2012.

肿瘤相关性口干

肿瘤相关性口干（tumor associated xerostomia，TAX）是指恶性肿瘤治疗过程中多种因素引起的一组自觉症状，并非独立存在的疾病，又称治疗性口干。口干是肿瘤患者放化疗后常见的症状之一，尤其是接受头颈部放疗患者的口干症状更为明显。目前肿瘤相关性口干的诊断主要依据患者主观叙述。肿瘤患者在治疗过程中常因口腔腺体萎缩，唾液分泌减少导致口干。其中，放射性口干最为常见。放疗会影响唾液的分泌，引起口干舌燥，舌红少苔，舌头两边可见两条白沫样的白条，这是津液缺乏的表现。

认 识

一、西医认识

现代医学认为肿瘤患者治疗过程中所出现的口干主要是因化学药物或者放射治疗对口腔腺体的损害，使涎腺（唾液腺）分泌的唾液减少，从而出现不同程度的口干。肿瘤相关性口干的严重程度常与治疗周期、化疗药物的毒性累积关系密切。放化疗次数越多的患者，口干的发生率和严重程度越高，严重者可能会出现吞咽困难、口腔真菌感染、味觉丧失和睡眠障碍等疾病。常见于鼻咽癌、口腔癌、喉癌、舌癌和颈段癌等对放疗敏感的头颈部肿瘤。

目前关于肿瘤相关口干性的治疗尚缺乏确切有效的手段，唾液腺替代法、硬糖法、抗菌冲洗法、氟化物及毛果芸香碱唾液替代品等疗效较为局限。

二、中医认识

中医理论认为,本病是由于肿瘤自身或肿瘤治疗过程中津液损耗,口窍失于滋润濡养所致。肿瘤患者素体亏虚,癌毒易耗气伤阴,加之手术、放化疗等治疗,气阴更显不足,无以制阳,津液耗损,无法上承至口唇齿龈,从而出现口干乏饮、口腔红肿、溃疡等不适症状。本病以正虚为本,热毒犯络为因。局部病灶不能反映全身虚实,应该详辨,气血津液与脏腑辨证当为首选,治疗应以清热、解毒、养阴为原则。

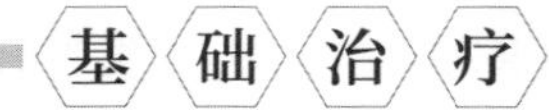

基础治疗

一、中医辨证分型

1. 热毒炽盛,肺阴耗伤证

本证多见于肿瘤放疗初期。临床主要表现为口干口苦,咽喉燥痛,口腔糜烂,鼻塞,甚则鼻衄,干咳少痰或痰少而黏、咯吐不畅,声音嘶哑,倦怠乏力,潮热盗汗,照射处皮肤红肿热痛,失眠心悸,舌红,苔薄黄或少苔,脉数或细数。

治法:清热解毒,养阴润肺。

代表方:五味消毒饮合养阴清肺汤加减。

主要药物:麦冬20 g,金银花15 g,连翘10 g,生地黄15 g,牡丹皮10 g,玄参15 g,北沙参15 g,蜜枣10 g,蝉蜕6 g,牛蒡子6 g,野菊花10 g,蒲公英15 g,紫花地丁15 g,淡竹叶10 g,炙黄芪15 g,党参10 g,炒白术10 g,百合10 g,夏枯草10 g。

2. 气血亏虚证

本证多见于肿瘤术后或化疗后。临床主要表现为口干口渴,喜饮,伴神疲乏力,倦怠懒言,头晕眼花,心悸胸闷,失眠早醒,大便稀,舌质淡红,舌苔薄,脉细无力。

治法：益气养血，生津润燥。

代表方：归脾汤合增液汤加减。

主要药物：党参15 g，茯苓10 g，炒白术10 g，炙甘草6 g，当归15 g，鸡血藤15 g，炙黄芪20 g，炒酸枣仁15 g，木香6 g，远志10 g，龙眼肉10 g，淡竹叶10 g，百合10 g，玉竹10 g，麦冬10 g，生地黄15 g，玄参10 g，陈皮10 g，大枣10 g，生姜5片。

3. 胃阴亏虚证

本证多见于肿瘤术后或放化疗后。临床主要表现为咽干口燥，饥不欲食，或痞胀不舒，胃脘隐隐灼痛，恶心干呕或呃逆，心烦少寐，大便干结，小便短少，手足心热，舌红或有裂纹，苔少，脉细数。

治法：健脾益气，滋养胃阴。

代表方：香砂六君子汤合益胃汤加减。

主要药物：北沙参15 g，麦冬15 g，党参9 g，炒白术12 g，茯苓12 g，陈皮6 g，姜半夏6 g，砂仁6 g（后下），木香6 g，生地黄15 g，玉竹10 g，天花粉10 g，甘草6 g。

4. 肝肾亏虚证

本证多见于肿瘤术后或放化疗中晚期。临床主要表现为口燥咽干，头晕耳鸣，胁肋闷痛，善太息，腰膝酸软，五心烦热，盗汗，舌红少苔，脉弦细数。

治法：活血化瘀，滋肾养肝。

代表方：柴芍地黄汤加减。

主要药物：柴胡10 g，白芍10 g，赤芍10 g，熟地黄30 g，山药15 g，山茱萸15 g，茯苓10 g，泽泻10 g，牡丹皮10 g，黄柏10 g，知母10 g，生地黄20 g，锁阳6 g，枸杞子10 g，菟丝子10 g（包煎）。

5. 气阴两虚夹瘀证

本证多见于肿瘤术后或放化疗后期。临床主要表现为口干唇燥，不欲饮，午后低热，手足心热，盗汗自汗，心烦失眠，甚则躁狂，大便干结，舌下络脉曲张，舌质暗红，边有瘀斑，舌苔薄黄，脉细涩。

治法：益气养阴，活血化瘀。

代表方：沙参麦冬汤合桃红四物汤加减。

主要药物：北沙参15 g，玉竹15 g，甘草6 g，桑叶10 g，麦冬15 g，白扁豆10 g，天花粉10 g，淡竹叶10 g，生石膏10 g（先煎），桃仁10 g，红花6 g，熟地黄10 g，川芎6 g，赤芍10 g，当归10 g。

二、名中医治疗验方

1. 益胃汤加减治疗肿瘤术后口干

沙参10 g，麦冬10 g，生地黄20 g，玉竹10 g，黄芪15 ～ 20 g，半边莲10 ～ 15 g，半枝莲10 ～ 15 g，白花蛇舌草10 ～ 15 g。

2. 四君子汤联合沙参麦冬汤治疗放射性口干

太子参10 g，炒白术10 g，北沙参10 g，麦冬10 g，玄参10 g，牡丹皮10 g，赤芍10 g，天花粉10 g，石上柏10 g，白芷10 g，甘草9 g。

3. 柴芍地黄汤治疗头颈恶性肿瘤放射性口干

柴胡9 g，白芍9 g，生地黄24 g，山萸肉12 g，山药12 g，牡丹皮12 g，泽泻9 g，茯苓9 g，五味子6 g，肉桂6 g。

三、临床验案

郑某，男，60岁。

初诊：患者2016年因颈部肿物确诊为低分化鳞癌，行放化疗及免疫治疗。此次因"放疗后出现口干，伴破溃"就诊。刻下：口干咽燥，口腔溃疡，牙龈肿痛，偏头痛，颈部疼痛，纳食差，大便偏干，偶有溏泻，舌绛少苔有裂纹，脉沉细。治法：清热解毒，养阴润燥，健胃消食，祛风止痛。方药：黄芩10 g，生栀子10 g，郁金10 g，姜黄10 g，白花蛇舌草15 g，川芎10 g，白芷10 g，焦三仙30 g，砂仁10 g（后下），鸡内金10 g，炒薏苡仁15 g，瓜蒌30 g，大贝10 g，玉竹10 g，天花粉15 g，白芍10 g。共7剂，每天1剂。

二诊：患者诉牙龈肿痛，偏头痛，颈部疼痛基本缓解，口干未改善。考虑患者表邪已解，阴虚仍甚，中焦仍虚。故将前方去白芷、大贝，加入麦冬15 g、天冬15 g、川贝母10 g，生栀子10 g改为焦栀子10 g，以加强养阴益胃之功效。方共7剂，每天1剂。

三诊：患者口干咽燥，四肢乏力，纳食欠佳，大便正常，舌红苔白，脉弦滑。治法：理气醒脾，健胃养阴，清热解毒。方药：陈皮10 g，姜半夏10 g，莱菔子15 g，枳壳10 g，川芎10 g，焦三仙30 g，砂仁10 g（后下），白芍10 g，天花粉15 g，麦冬15 g，黄精15 g，玉竹15 g，川贝母10 g，姜黄10 g，郁金10 g，白花蛇舌草15 g。7剂，每天1剂。

服药后患者症状较前缓解，患者以原方又服药1月余，口干咽燥明显好转，纳食较佳，二便正常，其间未见其他明显不适。

其他治疗

1. 针灸疗法

该法具有疏通经络，调和阴阳的作用。患者取坐位，选取廉泉、双侧大迎、下关、天容、液门、太溪、照海等穴位。常规局部消毒后选2寸或3寸规格的毫针进行针刺，廉泉穴进针时针尖向斜上方约45°舌根部刺入1 ～ 1.5寸，待患者咽喉部有胀感后，行小幅度左右捻转，平补平泻。其余穴位以得气为度，配合平补平泻手法。得气后留针15 ～ 20分钟，每10分钟行针1次，每周针刺3次，15次为1个疗程。舌下静脉迂曲明显者可配合金津、玉液穴点刺放血。

2. 中药含漱疗法

该法可使口腔充分吸收药液，将辨证选取的中药水煎取汁500 ml，纳入密封瓶中装好，置于阴凉处。于晨起、三餐前后、放疗前后、睡前含漱，每次10 ml，每次含漱2分钟，含漱时左右、前后摇摆头部，并鼓动腮部，使含漱液布满整个口腔，可从放疗第1天开始，直至放疗结束。

3. 推拿疗法

该法具有调和阴阳的作用。患者取坐位或仰卧位，选鱼际、尺泽、照海、涌泉等穴位。用点按揉手法，将拇指指端或指腹放置于穴位上，沿顺时针、逆时针方向进行操作，以穴位产生酸胀微痛感为宜，约3～5分钟，每天早晚各1次，条件允许，不限次数。

4. 中药代茶饮

该法简、便、效、廉。① 用90℃温开水冲泡麦冬20 g，浸泡30分钟后代茶饮，每天3次，每次100 ml，在饮用的过程中可使药物在口腔内停留10～15秒钟后再咽下，使药液充分接触口腔及咽喉内各部位，每天饮水量保持在3 000 ml，持续14天；② 芦根茶：鲜芦根（切碎）2支，水煎代茶饮，每天1剂频饮，适用于热毒阴伤型口干；③ 山楂化瘀茶：山楂15 g，玫瑰花5 g，泡水当茶饮，每天1剂频饮，适用于肝郁夹瘀型口干。

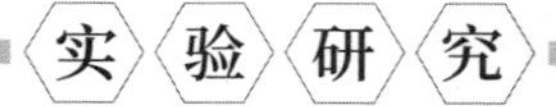

现代药理学研究表明，中药可通过多途径、多靶点改善口干。如鱼腥草的有效成分鱼腥草素、癸酰乙醛、月桂醛等，具有抗病毒，抗菌作用。薄荷具有麻醉、镇痛、止痒、抗感染的作用。鸡子清含有胶体蛋白，可保护创面。柠檬中含有有机酸和维生素等成分，有机酸具有广谱抗菌作用，可以抑制口腔中某些有害细菌的生长，起辅助治疗作用。柴胡中含有的柴胡皂苷类成分可作用于有炎症的唾液腺组织，具有消除炎症，恢复唾液正常分泌的功能，其多糖能提高机体免疫功能。

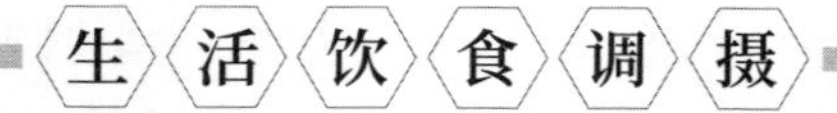

1. 注意口腔卫生，养成饭前刷牙、饭后漱口、勤洗手等良好卫生

习惯。鼓励患者多饮水，每天保持2 000 ml以上，是避免口干、口腔溃疡的重要措施。

2. 进食促进唾液分泌的食物，如含有柠檬水的饮料（口腔疼痛者除外）。

3. 尽量选择半流质或流质的食物，以利吞咽。

4. 避免进食调味过浓的食物，如辣椒、胡椒、芥末、咖啡和酒等刺激性食物。

5. 肿瘤患者治疗后出现口干症状，常常会误认为自己病情加重而产生悲观失望情绪，平时做好心理疏导至关重要。

食疗方举例

1. 玉米须蚌肉汤：玉米须50 g，蚌肉200 g，先将玉米须洗净浸水备用，备锅，先放入蚌肉，煎2分钟后，加水1 000 ml，再放入玉米须，文火煎煮15～20分钟，起锅前适当加入调味料，喝汤吃肉。

2. 三豆粥：绿豆50 g，赤小豆50 g，黑大豆50 g，先将绿豆、赤小豆、黑豆加水浸泡1小时，再用文火煎煮45～60分钟，以煮烂为度，饮汁食豆。

3. 百合蜂蜜甜味粥：百合30 g，粳米100 g，蜂蜜少许。先将粳米、百合各浸泡半小时，再一起放入锅中，中火熬煮20～30分钟，放入2～4勺蜂蜜，适当调味，一日三餐均可服用，适用于阴虚口干患者。

按语

1. 中医认为放疗为热毒，热灼易伤津，但肿瘤患者本已亏虚，不可过用苦寒中药清热止渴，以免耗伤正气。

2. 要审症求因，标本兼顾。本病以正虚为本，热毒犯络为标。治疗应以扶助正气为主，兼顾养阴。

3. 中药外治法不良反应轻，效果明显，可作为辅助方法全程配合治疗。

参考文献

[1] 娄怡，贾英杰，李小江. 贾英杰运用运脾、清热、养阴三法治疗鼻咽癌放疗后口淡无味的经验[J]. 江苏中医药，2011，43(07)：18-19.

[2] 裴冰洁，陶学良，李廷荃. 李廷荃教授治疗口干症临证举隅二则[J]. 世界最新医学信息文摘，2018，18(62)：169.

[3] 范明新，戚元刚，张晴. 鼻咽癌放疗早期涎腺DWI变化及其与放疗后口干程度相关性[J]. 放射学实践，2019，34(06)：614-618.

[4] 原文超. 复方九节茶防治鼻咽癌患者放射性腮腺损伤的临床观察[D]. 南宁：广西医科大学，2019.

[5] 吴艳. 益气养阴、凉血散瘀法防治鼻咽癌放射性口干临床研究[D]. 南京：南京中医药大学，2019.

[6] 朱潇雨，王晞星. 中医药治疗鼻咽癌放疗后口干证症治分析[J]. 中华中医药杂志，2018，33(6)：2512-2514.

[7] 柳吉玲，劳国平，王杰. 鼻咽癌放化疗后中医药治疗研究现状[J]. 中医药临床杂志，2018，30(3)：575-577.

[8] 刘艳华，林兰珍，陈兴贵，等. 中医辨证治疗联合综合护理干预在放射性口干症病人中的应用[J]. 护理研究，2016，30(30)：3815-3817.

[9] 殷晓梅，冯莉霞，冯丽娜，等. 中医处方对肿瘤化疗所致口干症状的干预效果研究[J]. 护士进修杂志，2018，33(18)：1712-1713.

[10] 王兆君，高力英，韩鹏炳，等. 加味冰硼散漱口液含漱对头颈部恶性肿瘤放

疗患者唾液腺功能的影响[J].中国中医药信息杂志,2019,26(2):38-41.
[11] 曹伟新.外科护理学[M].北京:人民卫生出版社,2006:38.
[12] 南京中医药大学.中药大辞典[M].上海:上海科学技术出版社,2010:1530-1531.
[13] 周瑶,唐毅.养阴清热合剂治疗头颈部肿瘤放疗后口干症的应用[J].中国中医药现代远程教育,2015,13(1):52-53,58.
[14] 孙研,吴勉华.吴勉华基于瘀热防治乳腺癌放射性损伤经验[J].中医药导报,2024,30(03):149-151.
[15] 何影,韦名浪,王维,等.柴芍地黄汤对头颈恶性肿瘤患者放射性口干和放疗急副反应疗效的初步观察[J].右江医学,2018,46(03):278-281.

肿瘤相关性贫血

肿瘤相关性贫血（cancer related anemia，CRA）是患者在肿瘤发展及治疗过程中出现的贫血，是恶性肿瘤常见的并发症之一。CRA的产生可以由多种因素引起，归纳起来主要包括肿瘤方面的因素，如失血、溶血、骨髓受侵犯等；或肿瘤治疗方面的因素，如化疗的骨髓抑制作用或肿瘤放射治疗等。在我国海平面地区（海拔<1 000 m），血红蛋白低于下述水平诊断为贫血：成年男性<120 g/L；成年女性（非妊娠）<110 g/L；妊娠期女性<100 g/L；根据程度区分为：轻度贫血（90 g/L<血红蛋白<120 g/L），中度贫血（60 g/L<血红蛋白≤90 g/L）和重度贫血（30 g/L<血红蛋白≤60 g/L），极重度贫血（血红蛋白≤30 g/L）。从细胞计量学的角度，还可分为小细胞性贫血、正常细胞性贫血、大细胞性贫血。肿瘤相关性贫血会引起多脏器缺血缺氧性改变，降低机体免疫力降低。严重者还会加剧病情进展，影响治疗和预后。研究发现，肿瘤相关性贫血的发病率达50%以上。

认识

一、西医认识

现代医学认为引起肿瘤相关性贫血的主要原因包括：肿瘤疾病本身（如侵犯骨髓产生细胞因子导致铁吸收障碍，侵犯血管或器官导致慢性失血等）和肿瘤治疗（如手术、放化疗、生物免疫治疗等）过程中导致的贫血。常见于白血病、淋巴瘤、骨髓瘤、胃癌、结直肠癌、食管癌等血液和消化系统的肿瘤。

目前，本病治疗多以对症支持为主。如输注红细胞悬液、红细胞刺激因子，补充铁剂及维生素B_{12}、叶酸等造血材料，应用重组人红细胞生成素（rHuEPO）等疗法。然而，输血仅限于重度贫血，异体输血存在一定输血反应风险，增加罹患病毒性肝炎、艾滋病等概率。

二、中医认识

中医理论认为，本病属于“虚劳”“血证”等范畴。肿瘤患者多正气亏虚，经放化疗、手术后损伤阳气，阳气无以固摄，血溢脉外，或血行不畅，瘀滞脉中，发为本病。本病“虚、毒、瘀”贯穿始终，病性属虚或本虚标实，病机主要为正气亏虚、脏腑功能失调。治疗应以扶正祛邪为原则，重点在于健脾补肾、益气生血，佐以活血化瘀、清热化痰，攻补兼施。

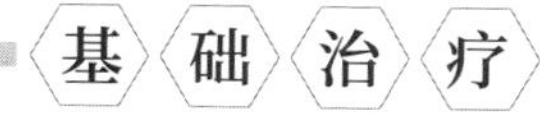

基础治疗

一、中医辨证分型

1. 脾胃虚弱证

本证多见于肿瘤初期或放化疗。临床主要表现为倦怠乏力，食欲不振，脘腹痞胀，肢体困乏，大便溏薄，舌淡红，苔薄白，脉象细弱。

治法：健脾和胃，益气养血。

代表方：香砂六君子汤合补中益气汤加减。

主要药物：炙黄芪10 g，木香6 g，砂仁6 g（后下），姜半夏12 g，茯苓10 g，党参10 g，炒白术10 g，炙甘草6 g，当归10 g，陈皮10 g，升麻6 g，柴胡6 g，生姜5片，大枣10 g，鸡血藤10 g。

2. 心脾两虚证

本证多见于肿瘤初中期或化疗中后期。临床主要表现为神疲乏力，心悸失眠，头晕眼花，记忆力减退，注意力不集中，皮肤苍白，肢体麻木，食欲不振，腹胀便溏，舌淡白，苔薄，脉沉细或弱。

治法：养心健脾，益气补血。

代表方：归脾汤合人参养荣汤加减。

主要药物：炒白术10 g，茯神10 g，龙眼肉10 g，炙黄芪15 g，炒酸枣仁15 g，党参10 g，木香6 g，炙甘草6 g，远志10 g，当归10 g，白芍10 g，五味子10 g，鸡血藤10 g，丹参10 g，生姜5片，大枣10 g。

3. 肝肾阴虚证

本证多见于肿瘤中后期或放化疗后期。临床主要表现为倦怠乏力，眩晕耳鸣，五心烦热，午后颧红，口渴咽干，夜间明显，下肢无力，大便干，夜尿多，舌红少苔，脉细数。

治法：滋补肝肾，益气养阴。

代表方：知柏地黄汤合当归补血汤加减。

主要药物：黄柏10 g，知母10 g，熟地黄30 g，山药15 g，牡丹皮10 g，茯苓10 g，山萸肉15 g，泽泻10 g，麦冬10 g，五味子10 g，黄芪15 g，当归10 g，女贞子10 g，旱莲草10 g，枸杞子10 g，鸡血藤10 g。

4. 脾肾阳虚证

本证多见于肿瘤初期或手术、化疗后期。临床主要表现为倦怠乏力，面色㿠白，颜面微浮或眼周浮肿，伴畏冷肢凉，头晕耳鸣，腰膝酸软，大便溏薄，夜尿频多，肢体麻木，舌胖，边有齿痕，舌质淡白，舌苔薄，脉沉迟无力。

治法：温肾健脾，益气养血。

代表方：右归丸合附子理中汤加减。

主要药物：熟地黄30 g，炮附子10 g（先煎），肉桂3 g，山药15 g，山茱萸15 g，菟丝子15 g（包煎），鹿角胶10 g（烊化），枸杞子10 g，当归10 g，杜仲10 g，桂枝6 g，白芍10 g，生姜5片，炙甘草6 g，大枣10 g，党参10 g，炒白术10 g，干姜10 g。

5. 气虚血瘀证

本证多见于肿瘤术后。临床主要表现为倦怠乏力，头晕眼花，胁下胀痛，胸闷，皮肤有散在瘀斑，便秘，肢体隐痛，痛无定处，或经色暗淡或有血块，舌质暗红，舌边有瘀斑，苔薄黄，脉弦细或涩。

治法：补益气血，活血散瘀。

代表方：当归补血汤合桃红四物汤加减。

主要药物：当归10 g，炙黄芪20 g，桃仁10 g，红花6 g，熟地黄20 g，川芎10 g，赤芍10 g，鸡血藤15 g，泽兰15 g，怀牛膝10 g，党参10 g，炙甘草10 g，大枣10 g。

6. 痰湿内蕴证

本证多见于肿瘤后期或化疗后期。临床主要表现为倦怠乏力，面色苍白，头重如裹，面颊虚浮，胸闷痰多，恶心欲呕，肢体困重，腹部胀满，肢体肿块皮色不变，质硬或痛，大便溏薄或黏腻不爽，舌胖，边有齿痕，舌质暗淡，舌苔白腻，脉滑或涩。

治法：益气健脾，祛湿化痰。

代表方：二陈平胃散合参苓白术散加减。

主要药物：姜半夏12 g，陈皮10 g，茯苓10 g，炒白术10 g，苍术10 g，厚朴10 g，白扁豆10 g，白蔻仁10 g（后下），山药10 g，党参10 g，黄芪10 g，生姜5片，炙甘草6 g，大枣10 g，莲子10 g。

二、名中医治疗验方

1. 自拟三黄三仙汤治疗肿瘤相关性贫血

黄芪、仙鹤草、丹参各30 g，黄芩、炒白术、茯苓各12 g，仙茅、鸡血藤、党参各15 g，仙灵脾、当归各20 g，女贞子、旱莲草、黄精、补骨脂各10 g。

2. 健脾生髓类膏方治疗肿瘤相关性贫血

龟板160 g（先煎），鳖甲160 g（先煎），鹿角霜120 g（烊化），阿胶80 g（烊化），熟党参160 g，枸杞子120 g，黄精120 g，女贞子160 g，旱莲草160 g，玉竹120 g，麦冬160 g，陈皮48 g，鸡内金40 g，炒麦芽240 g，净山楂160 g，香附60 g，饴糖200 g。

3. 自拟健脾补肾汤治疗肿瘤相关性贫血

炙黄芪45 g，党参30 g，炒白术30 g，炒薏苡仁30 g，补骨脂15 g，莪术15 g，枸杞子12 g，山萸肉12 g。

三、临床验案

曲某，女，58岁。

初诊：2016年4月16日。患者胃癌术后3个月余，末次化疗后2天，因贫血就诊。查血常规示：白细胞$5.56\times10^{9}/L$，红细胞$4.29\times10^{12}/L$，血红蛋白80 g/L，血小板$128\times10^{9}/L$。刻下：神清，精神弱，周身乏力甚，面色萎黄，纳差，伴低热，大便稍干，舌质淡暗，苔少，脉沉细。辨证为脾肾亏虚、毒瘀互结。治法：健脾益肾、解毒祛瘀。方药：八珍汤加减。黄芪30 g、当归10 g、党参15 g、炒白术12 g、姜黄10 g、郁金10 g、苦参15 g、白花蛇舌草15 g、鸡内金15 g、焦三仙30 g。共7剂，水煎服，早晚分服。

二诊：患者乏力减轻，无低热，仍诉纳呆、腹胀，口唇紫暗。患者复查血常规示：白细胞$5.61\times10^{9}/L$，红细胞$4.81\times10^{12}g/L$，血红蛋白91 g/L。血小板$125\times10^{9}/L$。治法：化瘀生新，兼理气。方药：仍用上方加减，黄芪加至60 g，加鸡血藤30 g、佛手花10 g、玫瑰花10 g、川芎10 g，再服5剂。

三诊：患者未诉明显不适，偶有乏力，纳可，二便调，寐安。复查血常规示：白细胞$4.45\times10^{9}/L$，红细胞$4.85\times10^{12}/L$，血红蛋白101 g/L，血小板$129\times10^{9}/L$。方药：原方略加减，去苦参、焦三仙、党参，加莪术15 g、砂仁10 g（后下），共7剂，加强健脾和胃之功。

患者一般情况良好，无特殊不适。

（贾英杰医案）

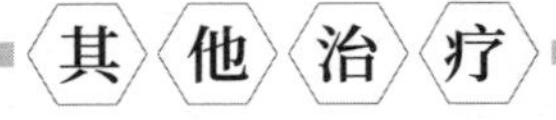

其他治疗

1. 艾灸疗法

该法具有温阳健脾的作用。患者取卧位，选取足三里、三阴交、血海、肝俞、脾俞、肾俞等穴位，局部常规消毒，将艾灸盒放置于选定穴位上，每次20～30分钟，每天1次，7～10天为1个疗程，艾灸时注意局部皮肤温度，以稍红为度，避免灼伤皮肤。

2. 穴位贴敷疗法

该法具有调和脏腑的作用。患者取卧位，根据辨证选取中药，将中药方粉碎研末后加蜂蜜、白醋各半调匀，置于穴贴中央备用。选取关元、足三里、气海、血海、脾俞、肾俞等穴位，局部常规消毒，取穴贴于上述穴位，每次8～12小时，每天1次，7～10天为1个疗程，皮肤过敏、破损者慎用。

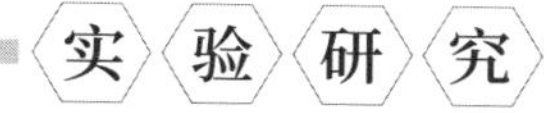

现代药理学研究表明，中药可通过抗炎、促进血红蛋白合成等多途径改善贫血。如黄芪总皂苷可改善炎症引起的脾内铁聚集，减少炎症因子的分泌；改善铁代谢，提高血浆内红细胞生成素水平，降低促红素抑制物活性的作用。阿胶含有丰富的蛋白质，其中的甘氨酸可调节人体内血清铁，增强骨髓造血功能，有效促进血红蛋白的合成。三七经过蒸制后，其主要成分总皂苷的化学结构发生改变，部分生成了具有提升免疫、促进造血系统活性的R93、Rh等皂苷类成分，能显著提高肿瘤相关性贫血患者的血红蛋白及红细胞水平。当归作为传统补血活血药物，有促造血干细胞、祖细胞增殖，改善造血微环境，抗凋亡、调节免疫等作用，能清除自由基、抑制氧化应激反应，从而拮抗自由基对红细胞的损伤。当归与黄芪、白芍相配时能提高血红蛋白水平，功效偏于补血，与川芎、赤芍配伍时功效偏于活血，可降低红细胞聚集指数并延长凝血时间。

生活饮食调摄

1. 注意平衡膳食，饮食以清淡、易消化食物为主，多食高蛋白、高维生素食物，补充充足的铁元素，以促进血红蛋白合成，如鱼、家禽类食物。中医饮食调摄注重气血双补，如阿胶、龟板、鹿角胶、龙眼肉、枸杞、桑葚、黄精等。

2. 注意去除抑制铁吸收或其他影响血液生成的因素，避免进食高脂肪食物，如豆浆、碱性食物、茶、咖啡；避免进食含鞣酸较多的蔬菜、水果，如海带、胡萝卜；避免与化学物质和药物长期接触，如杀虫剂、除草剂、染发剂、四环素、土霉素等。

3. 保持心情舒畅，避免情绪刺激，正确认识疾病，树立战胜疾病的信心。必要时进行心理辅导或群体教育。

食疗方举例

1. 五红汤：取红枣、红豆、红衣花生、枸杞、红糖等份适量，加入大米100 g或山药100 g熬粥，可每天服用，“五红”可补血，大米、山药可补气。

2. 猪肝炒菠菜：猪肝150 g，菠菜适量。猪肝洗净切片与适量淀粉、盐、酱油、味精调匀，放入油锅内与焯过的菠菜一起煸炒，炒熟即可食用。

3. 糯米薏苡红枣粥：糙糯米100 g，薏苡仁50 g，红枣15枚。先将糯米洗净，放入锅中浸泡15～30分钟，再放入薏苡仁、红枣，同煮成粥，食用时可加适量白糖。

按语

1. 正确认识恶性肿瘤患者贫血发生的各种高危因素，及时有效地纠正贫血，不仅可以改善患者的各种不适症状，还可以提高化疗疗效，间接延长患者生存期。

2. 治疗时，尤应注意避风寒、畅情志、限肥甘、少辛辣、勿劳累、适运动等生活调摄。

3. 中医讲究辨证论治，不可见贫血，即用大量补血中药，须通过辨证，确定理法方药。

参考文献

[1] 马军，王杰军，张力，等. 肿瘤相关性贫血临床实践指南（2015—2016版）[J]. 中国实用内科杂志，2016，36（S1）：1-21.

[2] 王佩. 中西医结合对肿瘤相关性贫血的治疗观察[J]. 中外医疗，2011，30（20）：81.

[3] 钟良瑞，孙倩倩. 魏克民从脾肾论治肿瘤相关性贫血临床经验介绍[J]. 新中医，2017，49（3）：178-180.

[4] 余玲，林洁涛，张少聪，等. 林丽珠运用膏方治疗肿瘤相关性贫血经验[J]. 广州中医药大学学报，2017，34（6）：925-928.

[5] 张盼，王希胜. 王希胜教授治疗肿瘤相关性贫血临床经验[J]. 世界最新医学信息文摘，2018，18（A5）：184-185.

[6] 黄敏娜，贾英杰，等. 贾英杰教授治疗肿瘤相关性贫血用药经验探讨[J]. 内蒙古中医药，2016，11（14）：71-72.

肿瘤相关性失眠

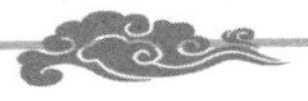

肿瘤相关性失眠（tumor-associated insomnia，TAI）是指在肿瘤患者发生睡眠障碍，是继发性睡眠障碍的一种，是肿瘤患者常见的症状之一。失眠问题在一些患者中可转为慢性，并在肿瘤治疗后很长一段时间持续存在。临床主要表现为睡眠时间和（或）深度的不足，轻者入睡困难，或寐而不酣，眠浅易醒，或醒后不能复睡，重者则彻夜不眠。长期失眠易导致患者机体各项功能紊乱，如记忆力、免疫力下降等，甚者出现烦躁、低落等不良情绪，极易诱发焦虑症、抑郁症等疾病。

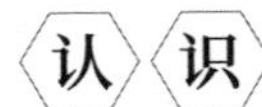

认识

一、西医认识

肿瘤相关性失眠的发病机制目前尚不明确。失眠患者常伴有下丘脑-垂体-肾上腺轴（HPA轴）的功能失调；大部分的恶性肿瘤患者在条件允许的情况下既往都曾接受一种或多种的有创治疗，如手术治疗、放化疗等；肿瘤病灶引起的症状，如疼痛；化疗过程中服用某些药物，如地塞米松、泼尼松、氨茶碱等；恶性肿瘤患者对肿瘤的恐惧、不确定感等心理因素，社会因素及经济问题等，皆是造成失眠的重要原因。

目前治疗上主要分为药物治疗和非药物治疗。药物治疗以镇静催眠为主，部分三环类抗抑郁药也被证实可以提高睡眠质量。镇静催眠药物包含苯二氮卓类、水合氯醛、巴比妥类等药物，如艾司唑仑、唑吡坦、佐匹克隆等。抗抑郁药物是通过对组胺H_1受体的阻断作用，使患者镇静和嗜睡，因此对失眠有一定改善作用。如阿米替林，小剂量多塞平。非药物治疗包含心理疗法、行为疗法和物理疗法等。服用药物治疗均有不同程度的不良反应，如药物耐受性、依赖性与戒断症状。

二、中医认识

中医理论认为，本病属于“不寐”“不得眠”“不得卧”“目不瞑”等范畴，是由恶性肿瘤引起机体脏腑功能失调，导致气血亏虚，阴液不足，心神失于濡养；或饮食不节，食滞化热；或脾虚生痰湿，痰湿内扰心神；或肝郁化火，上扰心神，发为本病。不寐以脏腑功能失调，气血阴液亏虚为本；食、痰、湿、热、郁等错杂为标。治疗原则以调整脏腑功能为主，辅以补益气血，健脾祛湿，清热化痰，疏肝解郁，滋阴清热，交通心肾，重镇安神等法。

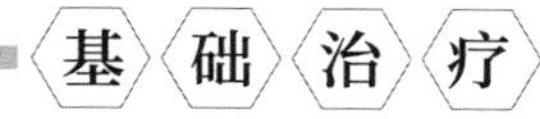

一、中医辨证分型治疗

1. 心脾两虚证

本证常见于胃癌、肝癌、肠癌等手术后或放化疗后体弱者。临床主要表现为多梦易醒，心悸健忘，头晕目眩，肢倦神疲，面色少华，脘闷纳呆，舌淡红，苔薄白，脉细弱。

治法：补养心脾，以生气血。

代表方：归脾汤加减。

主要药物：麸炒白术 10 g，党参 15 g，炙黄芪 30 g，当归 10 g，炙甘草 5 g，茯苓 15 g，远志 10 g，龙眼肉 15 g，炒酸枣仁 10 g，木香 6 g，红枣 10 g，夜交藤 15 g。

2. 阴虚火旺证

本证常见于绝经期妇女化疗后和乳腺癌患者化疗后。临床主要表现为白天昏昏欲睡，夜间烦躁难眠，或多梦，潮热盗汗，五心烦热，口燥咽干，心悸不安，头晕耳鸣，健忘，舌红苔少或无苔，脉细数。

治法：滋阴降火，养心安神。

代表方：黄连阿胶汤合天王补心丹加减。

主要药物：黄连5 g，阿胶15 g（烊化），黄芩10 g，白芍15 g，生地黄20 g，当归10 g，炙甘草5 g，天冬10 g，麦冬10 g，炒酸枣仁15 g，柏子仁10 g，远志10 g，茯苓15 g，五味子6 g，桔梗6 g，玄参10 g，丹参10 g，党参10 g。

3. 心胆气虚证

本证常见于肿瘤中晚期或放化疗初期，平素胆怯易惊者。临床主要表现为不寐多梦，易于惊醒，遇事善惊，胆怯恐惧，心悸气短，倦怠乏力，形体消瘦，虚烦不安，头目眩晕，舌淡红，苔薄白，脉弦细弱。

治法：益气镇惊，安神定志。

代表方：安神定志丸合酸枣仁汤加减。

主要药物：党参15 g，川芎10 g，远志12 g，茯神12 g，茯苓12 g，石菖蒲12 g，生龙骨30 g（先煎），炒酸枣仁15 g，知母10 g，炙甘草6 g。

4. 痰热内扰证

本证常见于食管癌、胃癌、肝癌等。临床主要表现为不寐，或入睡困难，头重，痰多胸闷，恶食嗳气，吞酸恶心，心烦，口干苦，大便干，舌红苔黄腻，脉滑数。

治法：清热化痰，和中安神。

代表方：黄连温胆汤加减。

主要药物：黄连12 g，竹茹20 g，枳实10 g，姜半夏18 g，化橘红12 g，甘草9 g，生姜6 g，茯苓30 g，远志10 g，合欢皮10 g。

5. 肝郁化火证

本证常见于肝癌、胆管癌、乳腺癌等。临床主要表现为不寐，甚者彻夜不寐，辗转反侧，胸闷，多梦呓语，性情急躁易怒，不思饮食，口渴喜饮，目赤口苦，小便短黄，大便秘结，舌红苔黄，脉弦数。

治法：疏肝解郁，泻热安神。

代表方：龙胆泻肝汤合柴胡加龙骨牡蛎汤加减。

主要药物：龙胆草5 g，黄芩10 g，炒栀子10 g，通草10 g，泽泻10 g，车前子30 g（包煎），当归10 g，生地黄10 g，醋柴胡10 g，炙甘草5 g；或柴胡18 g，黄芩10 g，姜半夏12 g，生姜10 g，党参10 g，大枣10 g，生龙骨30 g（先煎），生牡蛎30 g（先煎），酒大黄6 ～ 9 g，茯苓10 g，桂枝10 g。

6. 心肾不交证

本证常见于肿瘤治疗或化疗后。临床主要表现为心烦不寐，入眠困难，伴头晕耳鸣、腰膝酸软、健忘惊悸、潮热盗汗、五心烦热，舌红少苔，脉弦细。

治法：交通心肾，调和阴阳。

代表方：交泰丸合小柴胡汤加减。

主要药物：黄连3 ～ 5 g，肉桂10 g，黄芩6 g，柴胡12 g，姜半夏10 g，白芍10 g，党参10 g，生姜5片，大枣10枚，炙甘草6 g，桂枝10 g，女贞子10 g，枸杞子10 g。

7. 肝郁气滞证

本证多见于肿瘤初期或晚期，心理承受能力不佳者。临床主要表现为入睡困难，或寐浅易醒，醒后难入睡，常叹息，情绪低落或急躁，悲伤欲哭，或独自角落哭泣，食欲不振，口干，舌红，苔薄黄，脉弦细。

治法：疏肝解郁，养心安神。

代表方：甘麦大枣汤合逍遥散加减。

主要药物：炙甘草20 g，大枣50 g，淮小麦50 g，当归10 g，白芍10 g，柴胡10 g，茯苓10 g，炒白术10 g，生姜5片，薄荷6 g，焦栀子6 g，黄芩6 g。

二、名中医经验方

1. 龙胆泻肝汤加减治疗乳腺癌肝郁化火型的失眠

龙胆草5 g，黄芩10 g，炒栀子10 g，通草10 g，泽泻10 g，车前子

30 g(包煎),当归10 g,生地黄10 g,醋柴胡10 g,炙甘草5 g,煅牡蛎30 g(先煎),郁金10 g,煅龙骨15 g(先煎),瓜蒌30 g,山慈菇15 g,玫瑰花10 g。

2. 血府逐瘀汤加减治疗肺癌放化疗后血瘀型的失眠

柴胡10 g,枳壳10 g,当归10 g,川芎10 g,红花10 g,桃仁10 g,赤芍15 g,怀牛膝10 g,合欢皮15 g,香附子10 g,陈皮10 g,前胡10 g,全蝎5 g,莪术10 g,天麻15 g,白参10 g,法半夏15 g,炙甘草5 g。

3. 温胆汤加减治疗肺癌痰热内扰型的失眠

竹茹10 g,枳实12 g,陈皮10 g,茯苓15 g,姜半夏15 g,夜交藤30 g,龙齿30 g(先煎),黄连3 g,醋鳖甲9 g(先煎),知母12 g,淫羊藿10 g,生地黄30 g,苦杏仁6 g,甘草6 g,火麻仁30 g。

三、临床验案

王某,女,50岁。

初诊:2019年10月17日。因"左侧乳腺癌术后1年余,失眠加重"就诊。患者左侧乳腺癌改良根治术后1年7个月,术后接受化疗8个疗程以及靶向药物治疗1年。患者诉诊断为乳腺癌之前即有失眠病史5年余,自行口服益气养血、补肾填精类中成药,治疗效果不佳;术后失眠症状加重,尤以化疗期间为明显。就诊时,入睡困难、多梦易醒,1月之内有2/3夜晚难以安眠;易疲劳,时有胃脘隐痛,大便秘结、质黏,足趾麻木怕冷;左上臂肿胀、肤色暗,舌淡暗,苔薄白、多沫,脉弦细。中医诊断:不寐。辨证:瘀血阻络、痰浊内扰。治法:化瘀通络、理气化痰。方药:以血府逐瘀汤合温胆汤合八味定志丸加减,柴胡9 g,川芎9 g,赤芍15 g,怀牛膝15 g,丹参15 g,留行子15 g,鸡血藤30 g,桔梗9 g,制半夏15 g,竹茹15 g,茯苓15 g,茯神15 g,党参15 g,全瓜蒌18 g,郁金9 g,枳壳9 g,石菖蒲15 g,远志12 g。予14剂,水煎,分早晚于饭后0.5 ~ 1.0小时口服。

二诊:2019年10月30日。诉夜寐好转,2周内夜寐不佳仅2 ~ 3

天，入睡困难及多梦易醒情况好转，每夜睡眠时间5～6小时，足趾麻木怕冷如前，余诸症明显改善；左上臂肿胀，舌淡红，苔薄白，脉弦细。方药：前方去柴胡、枳壳，加川石斛15 g、白花蛇舌草30 g。予皮硝5 kg外用：自制布袋，装入皮硝，于上臂肿胀处外敷，每天1次，每次4小时。

两诊间于门诊以前方随证加减治疗。

三诊：2020年3月25日。患者夜寐明显好转，少有入睡困难及多梦易醒，诉腰膝酸痛；舌质稍暗，苔薄白，脉细。以前方去石菖蒲、留行子、半夏，加山萸肉9 g，续断15 g，天龙6 g。

后继续于门诊以此方随证加减治疗，至2020年11月电话随访时，患者睡眠状况基本稳定。

（陈红风医案）

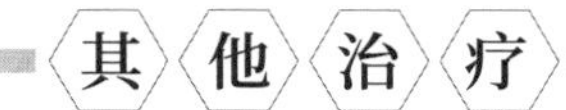

其他治疗

1. 针灸疗法

患者取坐卧位，局部皮肤消毒后，取风池、神门、百会、头维、四神聪、神庭、印堂、安眠、膻中、中脘、气海、外关、血海、足三里、神门、内关、三阴交等穴位。针刺后施以提插捻转，以酸胀感为度，得气后保留20分钟，每天1次，7～10天为1个疗程。

2. 刮痧疗法

患者取坐卧位或俯卧位，局部常规消毒，将凡士林涂抹于刮痧板上，由上到下或由近及远反复刮动，手法采用顺经补法，以刮出痧或皮肤出现红色斑点为度，可在刮痧时，用刮痧板重点按揉百会、四神聪、安眠、内关、三阴交、足三里、心俞、脾俞等穴，3～4天1次，皮肤敏感者1周1次，皮肤破损者慎用。该法有效简便，便于掌握，值得临床推广应用。

3. 中药熏洗疗法

足浴可以刺激足部皮肤血管和神经，扩张毛细血管，加强血液循环，解除血管痉挛，同时起到益气养血、宁心安神的作用。根据辨证，将中药煎煮至500～1 000 ml，倒入浴桶中，水温控制在38～41℃，睡前每夜一次，每次20～30分钟。中药浴足能有效改善癌症患者的失眠症状，提高患者的睡眠质量。

4. 耳穴埋豆疗法

该法具有调和脏腑阴阳的作用。患者取坐位或仰卧位，消毒外耳郭。取神门、心、内分泌、皮质下、交感等穴位；将王不留行籽贴于边长0.6 cm的小块胶布中央，然后对准耳穴贴紧并稍加压力，使患者耳朵有酸麻胀或发热感。贴后嘱患者每天自行按压3～4次，每次1～2分钟。每次贴压后保持3～5天。

5. 热敏灸疗法

患者取坐卧位，选取关元、气海、百会和神庭穴，通过艾灸这些穴位找到灸敏点，从而针对灸敏点进行特定艾灸，以灸敏点消失为度，艾灸时间约30分钟，每周3次，有明显热象患者不建议采用。该方法可改善失眠、神疲体倦、多梦、健忘等症状，值得临床推广应用。

6. 头皮花针疗法

患者取坐卧位，局部皮肤消毒后，在百会、四神聪、额旁1线、脾胃区（额旁2线）穴位的两侧旁开0.5寸处各平刺一针，方向向内，针尖的体表投影点恰为穴位在头皮下方垂直处，即穴位本身。得气后留针20分钟，每天1次，7～10天为1个疗程。此法将针感引向穴位，让刺激更为集中。针刺时用补法，向内刺激，可起到聚气、留气、补气的效果。

7. 穴位贴敷疗法

该法具有疏经通络，调和阴阳的作用。将10 g吴茱萸研成细末，加适量陈醋调成泥膏状，以不流淌为度。取蚕豆大小的药膏置于医用胶贴中央，每天睡前敷贴于受试者双足底涌泉穴，再将坎离砂药贴轻轻抖动10分钟，覆贴于吴茱萸胶贴上，胶布固定，即可自行发热，每天睡前1次。坎离砂药贴凉后取下，吴茱萸胶贴次日早晨取下。

揭去药物时要清洁皮肤，敷药处皮肤必须完整。7天为1个疗程。

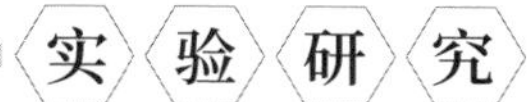

实验研究

现代药理研究表明，部分中药具有良好的安神作用，如酸枣仁、白芍等养血之品，具有较强的中枢抑制作用，可增加血流量、提高免疫力，且酸枣仁还有抗惊、降温及镇痛的作用，能有效预防血小板聚集。竹茹以三萜类化合物为主要成分，可以提高免疫力、改善睡眠及记忆力。黄连中的小檗碱成分具有中枢镇静作用。法半夏水提物具有协同戊巴比妥钠的中枢抑制作用。中药复方温胆汤能够减少小鼠自主活动的次数，同时可以协同戊巴比妥钠明显延长小鼠的睡眠时间，并且能够提高小鼠在戊巴比妥钠阈下剂量水平的入睡率，说明温胆汤有良好的改善睡眠作用。柴胡加龙骨牡蛎汤对下丘脑-垂体-肾上腺轴及大脑单胺类神经递质有调节作用，进而改善睡眠。

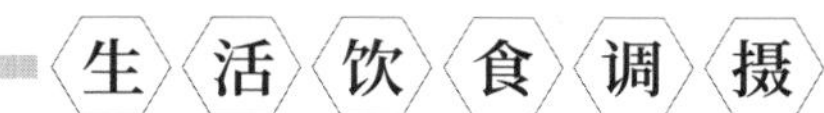

生活饮食调摄

1. 忌烟酒，睡前忌咖啡、浓茶，忌辛辣、油炸等刺激性食物。

2. 心态放松，家人尽量与患者多沟通交流；患者在身体条件允许的情况下，可适当做户外活动，呼吸新鲜空气。

3. 夜间睡眠时，保持周围环境安静，可以结合轻快音乐或正念疗法辅助入眠。

4. 肝郁化火、阴虚火旺型失眠患者可以聆听舒缓、节奏慢、愉快的音乐；心脾气血两虚的患者可以聆听节奏快、愉快、高亢的音乐。

5. 肿瘤患者常因疾病及经济条件导致思虑过重而失眠，可以寻求专业的心理治疗师来改善睡眠。

6. 身体条件允许的情况下，可自行学习太极拳或八段锦运动，锻炼中根据身体状况自行调整速度，每周锻炼3 ～ 6次，有助于放松身心，调整心态。

食疗方举例

1. 龙眼莲子羹：龙眼肉20枚，莲子肉20枚，小米50 g。先将小米洗净后浸泡30分钟，随后加入龙眼肉、莲子肉，小火熬煮，可适当放红糖调味，适用于心脾气血两虚型失眠。

2. 白鸭冬瓜汤：白鸭一只，冬瓜半斤。将白鸭洗净，去内脏切块清炖至半熟，加入冬瓜（去皮、切块），文火炖60～90分钟，加生姜、盐等调味即可食用，少放或不放辣椒等辛温之物，适用于心肾不交型失眠。

3. 桑葚茉莉饮：桑葚30 g，茉莉花15 g。将二者洗净后放入水中浸泡30分钟，文火煮水，酌加冰糖，适用于肝郁化火型失眠。

4. 酸枣仁茶：炒酸枣仁15 g，将酸枣仁洗净捣碎，放入水中浸泡30分钟后，大火水煎15～30分钟，煎出500 ml，每天少量频饮。

5. 桂圆莲子茶：桂圆肉10 g，莲子20 g，冰糖适量。先将莲子放入水中浸泡15分钟，再放入桂圆，加适量水，文火煮20分钟，加少许冰糖调味即可食用，睡前服用。

按语

1. 肿瘤相关性失眠患者，以心脾气血亏虚证多见，治疗上多以补为主。

2. 目前肿瘤的治疗方案多样，且均有一定疗效，患者心理观念往往是决定其生存率的一大重要因素，故临证应注重疏导患者情绪。

3. 中医药治疗失眠效果明显，且不良反应轻，可在临床广泛推广应用。

参考文献

[1] Tian J, Chen GL, Zhang HR. Sleep status of cervical cancer patients and predictors of poor sleep quality during adjuvant therapy[J]. Support Care Cancer, 2015, 23(05): 1401-1408.

[2] Mo YL, Li L, Qin L, et al. Cognitive function, mood, and sleep quality in patients treated with intensity-modulated radiation therapy for nasopharyngeal cancer:a prospective study[J]. Psychooncology, 2014, 23(10): 1185-1191.

[3] Roscoe JA, Kaufman ME, Matteson-Rusby SE, et al. Cancer-related fatigue and sleep disorders[J]. Oncologist, 2007, 12(1): 35-42.

[4] 程国良，钱彦方，李静，等.癌症幸存者失眠的相关影响因素分析[J].肿瘤药学，2017，7(02)：240-243，252.

[5] 朱玲，吕书勤.中医药治疗癌症患者失眠的研究现状分析[J].新疆中医药，2019，37(01)：146-148.

[6] 肖小丹.治疗失眠不可交替服用不同药物[J].首都食品与医药，2017，24(19)：60-61.

[7] 失眠定义、诊断及药物治疗共识专家组.失眠定义、诊断及药物治疗专家共识(草案)[J].中华神经科杂志，2006，39(2)：141-143.

[8] 丁井永，任秦有，郑瑾.黄连温胆汤加减对中度焦虑失眠肿瘤患者胆郁痰扰型效果观察[J].北京中医药，2019，38(04)：384-387.

[9] 刘桂林.针灸配合磁珠贴耳穴治疗癌症患者抑郁失眠临床研究[J].亚太传统医药，2016，12(7)：112.

[10] 贾英丽，徐敢风，白玉彤，等.刮痧疗法配合中药治疗癌症失眠患者25例疗效分析[J].中国中医药科技，2015，22(6)：700.

[11] 叶红，董占才.足浴治疗癌症失眠患者的护理44例[J].中国中医药现代远程教育，2014，12(16)：104-105.

[12] 刘建新，马金顺.陈鹏典任督脉热敏灸联合耳穴压豆治疗失眠症临床观察[J].山西中医，2015，31(11)：31-32，34.

[13] 马伯艳，吴晓丹，张福利，等.温胆汤镇静催眠作用的实验研究[J].中医药信息，2004，21(6)：30-31.

[14] 欧碧阳，李艳，杨志敏，等.柴胡加龙骨牡蛎汤治疗失眠的机理[J].时珍国医国药，2010，21(08)：1887-1888.

[15] 贾金平，万冬桂.乳腺癌患者睡眠质量调查分析[J].中国医药科学，2015，5(06)：129-131，149.

[16] 贾金平.万冬桂教授治疗乳腺癌相关性失眠的经验[J].光明中医，2015，30(07)：1551-1553.

[17] 赖桂花，袁晶，闫钰婷，等.曹建雄治疗肿瘤相关性失眠经验浅析[J].中医药临床杂志，2019(06)：1034-1036.

[18] 康文倩.黄苏萍教授运用温胆汤加减治疗痰热内扰型失眠临床经验[J].亚太传统医药，2016，12(11)：84-85.

肿瘤相关性水肿

肿瘤相关性水肿（tumor-associated edema，TAE）是指肿瘤患者在疾病过程中出现的肢体及颜面部，甚至全身性的浮肿，多见于肿瘤的中晚期，因肿瘤后期代谢紊乱，水钠潴留，或贫血，或营养不良而出现，严重者影响患者生活、日常行动，是肿瘤中晚期患者常见的并发症之一。肿瘤相关性水肿缠绵反复，不仅影响患者的日常活动和生活质量，严重者还会影响肿瘤患者的治疗疗效，对肿瘤患者的心理造成一定的负面影响，不利于肿瘤患者的康复。主要表现为：双下肢浮肿，或颜面部浮肿，甚至出现全身性浮肿。

认识

一、西医认识

肿瘤相关性水肿的发病机制尚未十分明确。主要与营养不良、贫血、低白蛋白血症、维生素 B_1 缺乏等因素有关，这些因素易引起血浆胶体渗透压降低，导致心、肝、肾等脏器发生功能性或器质性改变，从而出现心功能减退、肝肾功能损伤、水钠潴留和腹水等病理现象。肿瘤相关性水肿常发生于肝癌、肾癌、肺癌等相关性肿瘤。

现代医学治疗以对症处理为主。包括卧床休息、抬高肢体并配合空气压力泵，以及应用利尿药和渗透剂等药物将水液排出体外，如呋塞米、甘露醇等，但长期使用不仅容易产生耐药性，还会造成水、电解质紊乱。

二、中医认识

中医理论认为，本病属于“溢饮”“水肿”等范畴。肿瘤患者经手术、放化疗等治疗后，脉络损伤，气血耗伤，致使正气亏虚，不能运化水湿，水湿溢于肌肤，则发为水肿。本病以气虚为本，水湿、痰浊、瘀毒为标。治法为健脾温肾、通阳利水、利水养阴、活血祛瘀等。

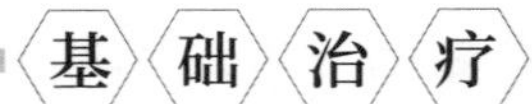

一、中医辨证分型治疗

1. 水湿浸渍证

本证多见于肿瘤中晚期。临床主要表现为身重困倦，水肿多先起于下肢，由下而上，渐及全身，或腰以下肿甚，肿处皮肤松弛，按之凹陷，不易恢复，甚则按之如泥，伴神疲乏力，小便量少，大便溏薄，舌淡胖，苔白腻，脉沉滑。

治法：温化水湿，通阳利水。

代表方：胃苓汤合五皮饮加减。

主要药物：苍术10 g，炒白术10 g，厚朴10 g，茯苓20 g，猪苓15 g，泽泻15 g，陈皮10 g，大腹皮10 g，桑白皮10 g，生姜皮15 g，肉桂15 g。

2. 湿热壅盛证

本证多见于肿瘤术后，或癌转移复发。临床主要表现为局部或全身水肿，皮肤光亮，口渴烦躁，小便短赤，或者大便秘结，胸闷脘痞，舌质红，舌苔黄腻，脉沉数。

治法：清热利湿，利尿消肿。

代表方：疏凿饮子加减。

主要药物：槟榔10 g，川椒目10 g，茯苓15 g，大腹皮12 g，泽泻

12 g，通草12 g，猪苓12 g，竹叶9 g，秦艽9 g，葶苈子9 g，甘草6 g，山慈菇15 g，酒大黄3 g，姜半夏12 g，白花蛇舌草10 g，半枝莲10 g，半边莲10 g，龙葵10 g。

3. 气虚血瘀证

本证主要见于肿瘤术后。临床主要表现为患肢肿胀，皮色紫暗，皮肤发凉，患肢麻木，按之韧如橡皮，伴神疲懒言，声低气短，面色无华或萎黄，舌淡紫或暗红，边有瘀斑，苔薄白，脉沉无力。

治法：益气活血，通络利水。

代表方：四君子汤合桃红四物汤加减。

主要药物：桃仁15 g，红花15 g，党参15 g，炒白术15 g，茯苓15 g，当归10 g，鸡血藤15 g，川芎10 g，赤芍15 g，木瓜15 g，熟地黄15 g，白芍15 g，威灵仙15 g，黄芪30 g，益母草30 g，泽兰20 g，莪术15 g，桂枝10 g，细辛3 g。

4. 脾阳不足证

本证多见于肿瘤放化疗后。临床主要表现为腰以下和下肢水肿为主，神倦纳呆，腹胀便溏，乏力怕冷，食欲不佳，小便短少，脉沉缓或沉迟，舌苔白滑。

治法：温阳健脾，利水消肿。

代表方：实脾饮加减。

主要药物：党参15 g，炒白术15 g，厚朴10 g，干姜10 g，制附子6～9 g（先煎），木瓜10 g，茯苓20 g，木香6 g，炙甘草6 g，大枣10枚，山药15 g，炒白扁豆10 g。

5. 肾阳虚衰证

本证多见于肿瘤晚期或连续化疗后期。临床主要表现为全身浮肿，腰以下为重，面色㿠白，神色疲倦，四肢不温，腰膝酸软，胃纳不香，夜尿次数多，量少，大便溏薄，舌淡胖，苔白或白滑，脉沉细。

治法：温肾助阳，行气化水。

代表方：真武汤加减。

主要药物：党参10 g，制附子9 g（先煎），黄芪15 g，肉桂6 g，炙甘草6 g，熟地黄10 g，山茱萸10 g，茯苓30 g，炒白术10 g，白芍10 g，生姜10 g，车前子30 g（包煎），猪苓15 g。

6. 肾阴亏虚证

本证常见于肿瘤中晚期或放化疗后期。临床主要表现为水肿反复发作，精神疲惫，腰酸遗精，口燥咽干，五心烦热，大便干结，舌红少苔，脉细数。

治法：滋补肾阴，兼利水湿。

代表方：左归丸加减。

主要药物：熟地黄24 g，山药12 g，枸杞子12 g，山萸肉12 g，川牛膝9 g，菟丝子12 g（包煎），鹿角胶12 g（烊化），龟板胶12 g（烊化），泽泻10 g，茯苓10 g，牡丹皮10 g，白芍10 g。

二、名中医治疗验方

1. 二苓利水方治疗肿瘤相关性水肿

茯苓100 g，猪苓100 g，葶苈子50 g，车前子50 g（包煎），泽泻20 g，黄芪100 g，姬松茸100 g。

2. 己椒苈黄丸、五苓散合五皮饮化裁治疗癌性肿胀

葶苈子25 g，黄芪30 g，汉防己15 g，川椒目5 g，白术20 g，猪苓20 g，茯苓15 g，泽兰15 g，泽泻15 g，泽漆15 g，炙桂枝10 g，炙桑白皮20 g，大腹皮10 g，陈皮6 g，青皮6 g，水红花子15 g，生姜衣5 g，炒莱菔子15 g，党参15 g，炙蟾皮3 g，砂仁（后下）3 g。

3. 加味双柏散外敷治疗恶性肿瘤所致肢体肿胀

酒大黄15 g，侧柏叶15 g，黄柏15 g，泽兰15 g，薄荷15 g，延胡索15 g，姜黄10 g，桑枝10 g。

三、临床验案

李某某，女，52岁。

初诊：2022年4月15日。因“右乳癌单纯切除术后8月余，右上肢肿胀1周”就诊。患者2021年8月行右乳癌单纯切除+前哨淋巴结活检+右腋淋巴结清扫术，病理提示：混合性浸润性癌，部分浸润性导管癌。术后予PC方案化疗6个疗程，放疗25次，后续接受内分泌治疗。患者1周前拖地后出现右上肢及手背肿胀。就诊时，患者右臂肿，右腕横纹上10 cm处周径较左臂同位置增加2.5 cm，伴酸胀感，右胸壁放疗处皮肤瘙痒，足跟疼痛，足趾麻木，时有潮热，腰酸，入睡慢，胃纳可，二便调。舌体胖大，舌质淡红，苔薄黄，脉细。中医诊断：乳癌。辨证：气阴两虚证。治则：益气养阴，活血利水。方药：自拟术后方加减。黄芪15 g，炒白术9 g，茯苓9 g，南沙参15 g，肉苁蓉12 g，石见穿30 g，莪术15 g，灵芝15 g，巴戟天12 g，王不留行9 g，炒杜仲15 g，怀牛膝15 g，山茱萸9 g，牡丹皮9 g，白花蛇舌草30 g，冬瓜皮30 g。每天1剂，水煎服，分早晚2次温服。另予皮硝5 kg外敷，自制大小适宜的布袋，将适量的皮硝装入，包裹右侧整个手臂及手背，并用毛巾轻裹固定，每天1次，每次4小时左右，用至皮硝袋内无明显渗液即停。

二诊：2022年5月13日。右腋隐痛，右上肢肿胀较前减轻，足跟疼痛已除，足趾麻木似有，晨起肢体僵硬，夜寐易醒，醒后难入睡，面部色斑，纳可，二便调。舌体胖大，舌质淡红，苔薄黄，脉细。属气阴两虚证，治宜益气养阴，利水消肿。方药：4月15日方去肉苁蓉，加防己12 g、玉米须30 g、鸡血藤15 g。煎服法同前。另予皮硝5 kg外敷消水肿，用法同前。

三诊：2022年6月10日。右上肢水肿明显消退，刀疤牵痛，左乳时有胀痛，动则易汗，怕风怕凉，纳寐可，大便时不成形。舌质淡红，苔薄白，脉细。属气阴两虚证，治宜益气养阴，扶正祛邪。方药：5月13日方去防己、王不留行、牡丹皮、玉米须，加生黄15 g、五味子9 g、防风9 g、六月雪30 g。煎服法同前。

（孟畑医案）

其他治疗

1. 针灸疗法

该法具有调和脏腑阴阳，利水消肿的作用。患者取俯卧位或坐位，选取脾俞、肾俞和三焦俞为主穴，辅以足三里、中极、三阴交和阴陵泉等穴。用2寸或3寸规格的毫针，局部常规消毒后，配合提插手法进针，穴位得气后，留15 ~ 20分钟，每天1次，7 ~ 10天为1个疗程。

2. 艾灸疗法

该法具有温阳消肿的作用。患者取仰卧位，选取气海、关元和水分穴。局部常规消毒后，将艾条点燃或用艾灸盒，将艾条燃烧端靠近穴位局部，一般以艾条距皮肤2 ~ 3 cm为宜，施灸以患者自觉温热而无灼痛感为度。每天施灸1次，每次15 ~ 20分钟，皮肤破损者慎用。

3. 推拿按摩疗法

该法具有调和脏腑阴阳的作用。患者平躺，两掌搓热后相叠，掌心按于少腹膀胱区，先顺时针方向转动按摩50次，再逆时针方向按摩50次，用掌根从小腹中央向下推按至耻骨联合上缘，按揉，用力适中，精神集中，呼吸自然，促进尿液排出。

4. 耳穴埋豆疗法

该法具有调和脏腑，利水消肿的作用。患者取坐卧位，取肾、膀胱、交感、神门、腹水，局部常规消毒，用王不留行籽贴敷耳穴，后施以按压手法，以患者有酸痛感为度。每天自行按压3 ~ 5次，每次按压1分钟，3 ~ 5天更换1次，双耳交替，刺激强度因个人而定。

5. 中药灌肠疗法

患者取侧卧位，双腿向腹部屈曲，使肛门充分暴露，根据辨证，将中药加水煎至150 ~ 200 ml后装入输液瓶中备用。灌肠前患者排空大小便，患者取左侧卧位，上腿屈曲，下腿伸直，操作者用石蜡油润滑肛管（选用细的灌肠管，润滑肛管与输液器相连）前端轻轻插入肛门内20～25 cm，将药液缓缓滴入，以每分钟60滴为宜。压力要低，灌肠时液面距肛门不超过30 cm，便于药液保留及肠黏膜的充分吸收。灌肠后以枕头垫高臀部10～20 cm，卧床休息30分钟以上，嘱患者尽量保留药液1～2小时，每天1～2次。

6. 中药热奄包外敷疗法

该法具有温阳利水消肿的作用。患者取卧位，将中药热奄包（如四子散：白芥子、吴茱萸、苏子、莱菔子四种药物混合）微波炉加热至合适温度（40～50℃），外敷于肢体肿胀部位，至热奄包温度下降或患者无明显热感后取下，每天1次，7～10天为1个疗程。

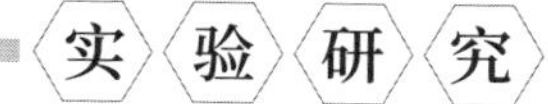

实验研究

现代药理研究表明，中药可通过多成分、多途径、多靶点协同作用改善水肿。如麻黄和甘草主要通过对血管内皮细胞迁移的调控和单核细胞分化，进而调节血管内皮生长因子信号通路来治疗水肿。丹参中的有效成分隐丹参酮可以抑制平滑肌细胞中的钙离子（Ca^{2+}）向细胞内流动，从而起到舒张血管的作用。赤芍中的有效成分赤芍总苷可明显降低血小板聚集，提升红细胞变形能力，使凝血酶原时间、活化部分凝血酶原时间延长，降低全血黏度及血浆黏度。莪术中姜黄素类成分为其活血化瘀主要活性成分，具有抑制血小板聚集和抗血栓形成的药理作用。

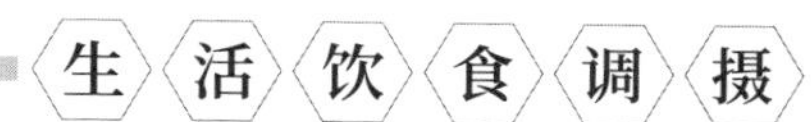

生活饮食调摄

1. 低盐、低脂、低糖、高蛋白、高维生素饮食。每天正餐以蛋、鱼、果、蔬为主，忌可乐、咖啡、酒精等有兴奋作用饮料，忌油炸、辛辣刺激之品。

2. 定期随访监测电解质，预防水电解质紊乱。注意控制液体摄入量，记录24小时出入量，以“量出为入”原则控制液体入量，保持出量大于入量，维持出入量负平衡。

3. 建议结合自身情况进行适当运动，如散步、慢走、太极拳、八段锦等，尽量避免久坐。

4. 尽量穿宽松的衣服，避免血液回流受阻，保持水肿肢体皮肤干燥，注意避免烫伤、刺伤、冻伤等外伤。

食疗方举例

1. 荠菜粥：粳米100 g，荠菜100 g或干品30 g。粳米浸泡半小时，文火煮，起锅前5～10分钟加荠菜或干品，自行调味，每天早晚温热顿服。

2. 赤豆山药粥：赤小豆、山药各50 g，粳米50 g。粳米浸泡半小时，将赤小豆和山药加水煮烂，随后加入粳米50 g，冰糖少许，文火煮，每天早晚温热顿服。

3. 黄芪猪腰汤：黄芪30 g，猪腰2只。猪腰洗净，切碎备用，备锅，猪腰爆炒1分钟，加水1 000 ml，再放入黄芪，文火熬制30分钟，加葱、姜少许调味，每周2～3次。

按语

1. 肿瘤相关性水肿缠绵难愈，且易反复发作。本病属本虚标实之证，以扶助正气为主。

2. 发汗、利尿、泻下逐水是治疗水肿的常用治法，此类治法只适用于表证、实证、热证之阳水。肿瘤患者正气亏虚，治疗时当中病即止，以免损伤正气。

参考文献

[1] 胡素琴，牛彩丽．自制消肿方治疗肺癌患者双下肢水肿的临床观察[J]．医学理论与实践，2019，32(11)：1765-1767.

[2] 封晓红，陈帅，蔡良．乳腺癌术后上肢水肿验案[J]．中国民间疗法，2019，27(10)：88.

[3] 陈红．血府逐瘀汤用于乳腺癌术后上肢水肿治疗的效果观察[J]．临床合理用药杂志，2019，12(14)：74-75.

[4] 郭星．防己黄芪汤加减治疗乳腺癌术后患肢水肿临床观察[J]．光明中医，2019，34(08)：1200-1202.

[5] 徐雪莹，张宁苏．35例妇科恶性肿瘤合并水肿病例临床用药规律分析[J]．名医，2019(03)：9-10.

[6] 王春晖，孙艳丽，李倩．裴晓华治疗乳腺癌术后上肢淋巴水肿经验[J]．中医学报，2019，34(03)：513-516.

[7] 杨茂静．行为干预对妇科恶性肿瘤治疗后下肢淋巴水肿患者的作用[J]．中国继续医学教育，2018，10(34)：152-154.

[8] 孟畑．乳腺癌术后上肢淋巴水肿验案1则[N]．上海中医药报，2023-6-30(6).

[9] 关俊慧．中药熏洗治疗乳腺癌放疗后上肢水肿的临床观察[J]．中国民间疗法，2018，26(11)：33-34..

[10] 吴社泉，张晓娟，陈彩凤，等．梁宏正教授治疗水肿经验[J]．光明中医，2018，33(01)：33-35.

[11] 金明子，王丽祯，沈雪勇．中医外治法治疗乳腺癌相关上肢淋巴水肿的研究进展[J]．中国中医急症，2017，26(03)：464-466.

[12] 战祥毅，隋鑫，王文萍．中医治疗乳腺癌术后上肢淋巴水肿研究进展[J]．临床军医杂志，2017，45(02)：216-220.

[13] 张保宁．乳腺癌术后上肢淋巴水肿预防措施及治疗原则[J]．中国实用外

科杂志,2015,35(07): 723-727.

[14] 王丽杰,康骅.乳腺癌术后患侧上肢淋巴水肿的诊断和治疗现状[J].中国肿瘤临床与康复,2010,17(03): 277-279.

[15] 张丽娅,朱潇雨,刘丽坤.乳腺癌术后淋巴水肿的中医研究进展[J].世界最新医学信息文摘,2019,19(13): 25-27.

[16] 彭珣,廖丽,刘琴,等.基于“血不利则为水”论治宫颈癌术后双下肢水肿经验[J].湖南中医杂志,2019,35(04): 34-36.

[17] 李良.林毅教授治疗乳腺癌术后上肢淋巴水肿经验[J].四川中医,2009,27(11): 11-13.

[18] 汪芬华,楼丽华.楼丽华治疗乳腺癌术后上肢淋巴水肿的经验[J].中医药临床杂志,2011,23(12): 1086-1087.

[19] 韩秋凤.水肿的食疗[J].黑龙江中医药,2004,(01): 35-37.

[20] 袁素,王永欣,李雪松,等.张士舜主任医师运用化浊法治疗癌症经验[J].辽宁中医药大学学报,2015,17(09): 203-205.

[21] 董筠,周仲瑛.运用《金匮要略》理念辨治肿瘤的实践体会[J].江苏中医药,2018,50(11): 50-52.

[22] 王志祥,石彧,冯献斌,等.加味双柏散治疗恶性肿瘤所致肢体肿胀体会[J].实用中医药杂志,2013,29(07): 589-590.

肿瘤相关性畏寒

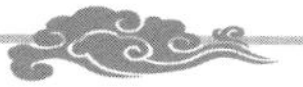

肿瘤相关性畏寒(cancer-related chills，CRC)是指肿瘤患者因恶性肿瘤或并发症等原因引起的产热减少和(或)散热增加导致的体温降低，或对冷刺激敏感性增加的主观感受异常的一组自觉症状，是肿瘤患者常见的不适症状之一，尤其多见于肿瘤术后和放化疗后。临床表现为怕冷、肢体冰冷、口唇青紫等自主神经功能紊乱症状。因肿瘤本身热量消耗，或经过手术、放化疗以及靶向治疗后，免疫功能低下而导致体温中枢调节的失控，现代医学在治疗上目前尚无特效药，临床可选用中医药治疗。

认 识

一、西医认识

肿瘤相关性畏寒的发病机制尚未明确。目前主要考虑以下原因：肿瘤手术或放化疗后，机体免疫功能低下；肿瘤长期大量消耗，机体营养供给不足；患者长期处于恐惧疾病进展、复发和诊疗延续性等负性情绪中，使血液回心血量及微循环受阻，导致免疫反应失衡、高分解代谢和循环障碍；长期的不良情绪、组织损伤、肿瘤术后失血等因素影响免疫功能；久病或年老患者基础代谢率较低，其交感神经对体温变化的反应较为迟钝，导致代谢产热降低。现代医学治疗主要采用以保肝护胃、调节血液循环、保护自主神经系统和其他保温护理措施等为主的对症治疗方法。虽可暂时缓解症状，但有一定的局限性和复发性，稳定性差。

二、中医认识

中医理论认为，本病属于“虚劳”范畴。肿瘤患者因素体亏虚，或久病亏虚，或因手术、放化疗损伤机体，致脏腑功能失调。本病“虚、湿、寒”贯穿其中，以气血虚衰、脾肾阳虚为本，水湿聚积、寒痰凝结为标。治疗以扶正祛邪为原则，治以温阳固本、补益气血、调和阴阳、散寒除湿、活血化瘀和散寒化痰等法。

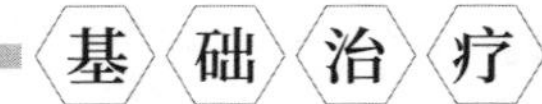

一、中医辨证分型治疗

1. 营卫不和证

本证常见于肿瘤早期或术后。临床主要表现为畏寒或恶风，或动则汗出，偶有发热，神疲乏力，肢体微肿，二便调，纳寐可，舌淡苔白，脉浮或虚。

治法：调和营卫，解肌祛风。

代表方：桂枝汤合防己黄芪汤加减。

主要药物：桂枝15 g，白芍15 g，炙甘草10 g，生姜10片，大枣10枚，葛根10 g，柴胡10 g，炙黄芪10 g，防己10 g，炒白术10 g。

2. .寒凝经脉证

本证常见于肿瘤早中期或化疗后。临床主要表现为畏寒，面色少华，四肢或关节冷、麻、酸、痛等，尤以天气转冷时加重，食少便溏，舌淡苔白或腻，脉沉细。

治法：温经散寒，活血通脉。

代表方：当归四逆汤加减。

主要药物：当归10 g，桂枝10 g，白芍10 g，赤芍10 g，细辛3 g，炙甘草6 g，通草10 g，大枣10枚，生姜5片，吴茱萸5 g。

3. 气血亏虚证

本证多见于肿瘤中晚期或放化疗后。临床主要表现为神疲乏力,面色苍白,汗出畏寒,头晕眼花,心悸胸闷,声低懒言,食欲不振,夜寐易醒,大便溏薄,舌质淡,舌苔白,脉弱细或虚。

治法:益气养血,温阳健脾。

代表方:归脾汤加减。

主要药物:党参10 g,炒白术10 g,茯苓10 g,炙甘草10 g,当归10 g,炙黄芪15 g,炒酸枣仁15 g,木香6 g,远志10 g,龙眼肉10 g。

4. 脾阳亏虚证

本证多见于肿瘤中晚期或化疗后。临床主要表现为面色萎黄,食少形寒,神倦乏力,少气懒言,大便溏薄,舌质淡,舌边有齿痕,脉沉细。

治法:温中健脾,渗湿和胃。

代表方:附子理中汤加减。

主要药物:炮附子10 g(先煎),党参10 g,干姜10 g,炙甘草10 g,炒白术10 g,炙黄芪10 g,砂仁3 g(后下),木香3 g(后下),陈皮10 g,茯苓10 g,神曲10 g,炒麦芽10 g。

5. 肾阳亏虚证

本证多见于肿瘤晚期,或放化疗后期。临床主要表现为畏寒肢冷,浮肿,腰以下为甚,头目眩晕,面色苍白,少气懒言,腰酸膝冷,小便清长,下利清谷或五更泻,舌质淡胖,舌边有齿痕,舌苔白滑,脉沉细。

治法:温肾助阳,调补元气。

代表方:真武汤合金匮肾气丸加减。

主要药物:炮附子6～10 g(单包先煎),白芍10 g,炒白术10 g,茯苓10 g,生姜5片,熟地黄20 g,山药15 g,山茱萸15 g,泽泻10 g,牡丹皮10 g,桂枝10 g,菟丝子10 g(包煎),女贞子10 g,枸杞子10 g,淫羊藿10 g。

6. 元阳外脱证

本证多见于恶性肿瘤终末期，病情危重期。临床主要表现为冷汗淋漓，汗质清稀，神情淡漠，肌肤不温，手足厥冷，面色㿠白，呼吸气弱，舌淡，苔润，脉微欲绝。

治法：温中祛寒，回阳救逆。

代表方：独参汤合四逆汤加减。

主要药物：人参20 g（单煎），干姜20 g，制附子20 g（先煎），炙甘草10 g，炙黄芪20 g。

二、名中医治疗验方

1. 附子理中汤加味治疗宫颈癌畏寒症

制附子15 g（先煎），生姜30 g，炙甘草5 g，白术15 g，砂仁15 g（后下），桂枝15 g，黄芪30 g，党参30 g，菟丝子20 g（包煎），巴戟天20 g。

2. 温阳散结汤治疗恶性胸腺瘤阳虚者

熟附子10 ～ 20 g（先煎），肉桂9 ～ 15 g，淫羊藿10 ～ 15 g，仙茅15 ～ 20 g，大贝30 g，生牡蛎30 g（先煎），山慈菇15 ～ 20 g，壁虎2条，干蟾皮6 ～ 9 g。

3. 金匮肾气丸加减治疗乳腺癌骨转移者

以金匮肾气丸、六味地黄丸为基础加减：肉苁蓉、鹿角胶（烊化）、龟板胶（烊化）、炙黄芪、炒白术、鸡血藤、土鳖虫、当归、西红花、山慈菇、猪脊髓。

三、临床验案

陈某，女，49岁。

初诊：2005年06月08日。因"胃大部切除术后近1年，畏寒伴腹泻4月余"就诊。患者1年前因胃癌行胃大部切除术，术后病理显示为黏液腺癌，侵及浆肌层。曾行"HDF"方案化疗6个周期。从化疗第3周期开始出现怕冷、四肢不温，伴大便稀溏，时轻时重，已4个月有余。现症：怕冷，四肢不温，困倦乏力，纳食减少，腹泻每天3～4次，夹有食物残渣，舌质淡，苔白润滑，脉沉弱。大便检验示：稀黄便，未消化物（+），镜下无白细胞、红细胞及脓细胞。西医诊断：功能性腹泻。中医诊断：虚劳。辨证：脾胃虚寒、湿浊内困。治法：温中健脾、祛湿止泻。方药：熟附子30 g（先煎），炮姜、党参各15 g，煨益智仁、补骨脂、炒白术各12 g，甘草10 g。另取灶心土200 g煎煮，取汁1 000 ml，代替水分两次煎煮上药。1天1剂，水煎2次，共取汁300 ml，分2次口服。连服3剂，泻止纳增。

二诊：守原方继续治疗15天。

后随访，患者诉畏寒症状已消失。

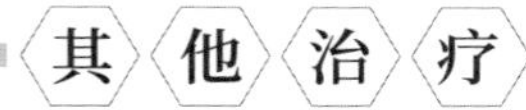

其他治疗

1. 艾灸疗法

灸法可起到温经通脉，散寒除湿，调气活血的作用。穴位常选取肾俞、命门、腰阳关、中脘、血海和至阳等穴。气虚者配关元、气海和足三里等穴；血虚者配血海、膈俞和三阴交等穴。患者取坐卧位或俯卧位，局部皮肤消毒后，取点燃的艾条靠近所取穴位，艾条距离皮肤2～3 cm为宜，施灸以局部皮肤出现红晕、患者自觉皮肤温热而无灼痛感为度，每天施灸1次，每次约15～20分钟，皮肤破损者慎用。

2. 中药外敷疗法

中药外敷具有扶正固本的作用，简便易行。一般常选神阙穴进行治疗。可将附子、细辛磨成细粉，加姜汁调成膏状外敷神阙穴，每次6～8小时，2天1次；或将由防风、黄芪和肉桂各等份组成的药物碎成细末，用75%酒精棉球消毒神阙穴，趁湿填入药粉0.5 g，外贴胶布覆盖。3天换药1次，5～7次为1个疗程，可连续敷脐2～4个疗程。

3. 中药熏洗疗法

中药足浴可有效促进血循环，并起到安神助眠之功效。根据辨证，将中药煎取药液500 ～ 1 000 mL，倒入盆中足浴15 ～ 20分钟，水温以患者感觉舒适为宜，水温低时可适当加入热水，7 ～ 10天为1个疗程。常用药物：生姜30 g、桂枝30 g、艾叶30 g等。

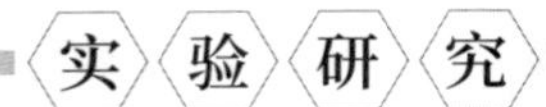

实验研究

现代研究表明，中药可通过多途径、多靶点改善畏寒症状。如附子多糖可提高荷瘤小鼠淋巴细胞转化能力和自然杀伤细胞（NK细胞）活性，从而增强细胞的免疫功能。肉桂提取物桂皮醇可通过刺激荷瘤小鼠NK细胞和T淋巴细胞等功能来达到控制及消灭肿瘤的目的。淫羊藿多糖可促进脾脏产生IL-2，并激活各种酶，将脱氧核糖核酸（DNA）暴露给胞质中的内切酶而被裂解，以此加速肿瘤细胞的凋亡。补骨脂素小剂量可使肿瘤细胞发生分化表型，而补骨脂素高剂量，可具有诱导肿瘤细胞凋亡的能力。乌头类碱可影响Ras-Raf-MEK-MAPK信号通路转导，进而调控细胞周期，抑制肿瘤细胞的增殖过程。复方如温阳散结解毒汤与化疗联用可有效保护免疫功能，具有较好的抗肿瘤效果，有效提高患者生存质量，延长生存期。

生活饮食调摄

1. 日常生活中应做好保暖工作，提高室内温度，避免在阴暗潮湿或寒冷的环境中生活及工作。女性患者还应注意生理期的保暖，避免感冒。

2. 根据自身情况进行适度功能锻炼，如太极拳、气功、八段锦、散步等较为柔缓的活动，每周3 ～ 4次，每次20 ～ 30分钟，以全身微微汗出为佳。

3. 饮食上补充富含钙和铁的食物可有效提高机体防寒能力。含钙高的食物主要有牛奶、豆制品、海带、紫菜、贝壳、牡蛎、沙丁鱼等；含铁高的食物主要有动物血、猪肝、黄豆、蛋黄、芝麻、黑木耳等。

食疗方举例

1. 山药枸杞汤：山药15 g，枸杞子15 g，红枣15 g，生姜适量。先将上述三味中药浸泡30分钟，再大火熬制15～20分钟后转小火熬制15～20分钟即可。

2. 党参茯苓粥：党参、白茯苓各15 g，生姜块5 g，黑米100 g，冰糖60 g。先将黑米浸泡30分钟，党参、茯苓洗净，放入黑米水中，大火熬制15～20分钟后放入冰糖，转小火熬制15～20分钟即可。

3. 韭菜炒虾仁：韭菜段250 g，鲜虾仁100 g，姜末、胡椒粉、植物油、盐各适量。先将韭菜翻炒片刻，再放入鲜虾仁，加姜末、胡椒粉、盐调味，炒匀即可。

4. 五香羊肉：羊肉500 g，龙眼肉、肉桂各10 g，党参、干姜各15 g，胡椒、花椒各3 g，八角茴香2枚，葱白1段，料酒、酱油和盐各适量。羊肉洗净，切块，煮熟备用；砂锅加水500 ml煮沸，加入党参、龙眼肉、肉桂、干姜、胡椒、花椒、八角茴香、葱白，待复沸后入羊肉块，加入少许料酒、酱油、盐调味，小火慢炖2小时即可。

按语

1. 肿瘤患者正气亏虚，切忌不经辨证而妄投大辛大热之品，以防温燥太过而耗伤气血津液，延误病情。

2. 中医药治疗讲究辨证论治，不可一味妄投具有抗肿瘤作用的中药。

3. 顺从四时阴阳，顾护阳气，防治外邪，特别是寒邪侵害，是肿瘤预防的重要方面。

参考文献

[1] 杨明霞，孙永翠．手术后低体温对肿瘤患者的影响及干预进展[J]．甘肃医药，2016，35（08）：575–578.

[2] 卢秀英，郭秀兰，柳露，等．肿瘤病人腔镜手术术中低体温发生率及其影响因素分析[J]．全科护理，2019，17（29）：3607–3610.

[3] 王兵，侯炜，颜琳琳．从寒论治肿瘤若干问题探讨[J]．湖北中医药大学学报，2013，15（01）：42–44.

[4] 袁兴建．活血温阳药足浴结合内服中药治疗慢性肺源性心脏病[J]．现代中西医结合杂志，2008（21）：3329–3330.

[5] 董兰凤，刘京生，苗智慧，等．附子多糖对H22和S180荷瘤小鼠的抗肿瘤作用研究[J]．中国中医基础医学杂志，2003，9（9）：14–17.

[6] 黄敬群，罗晓星，王四旺，等．桂皮醛抗肿瘤活性及对S180荷瘤小鼠免疫功能的影响[J]．中国临床康复，2006，10（11）：107–110.

[7] 李锦毅，黄飞，李德新．中医药诱导肿瘤细胞凋亡的免疫学机制[J]．中国中医基础医学杂志，2001，7（3）：40–41.

[8] VOW ELS BR, YOO EK, GASPARRO FP. Kinetic analysis of apoptosis induction in human cell lines by UVA and 8–M OP[J]. Potochem Photobiol, 1996, 63(5): 572–576.

[9] 饶朝龙，彭成．乌头类生物碱对ras基因表达影响及其抗肿瘤分子机制研究[J]．现代预防医学，2010，37（06）：1098–1100，1103.

[10] 孙慧茹，杨庆有．温阳散结解毒汤抗肿瘤作用的实验研究[J]．中国中医药信息杂志，2005，12（3）：32–33.

[11] 邵金博．郭立中应用“温阳法”保守治疗宫颈癌验案分析[J]．西部中医药，2014，27（06）：37–39.

[12] 张德付．温阳散结法为主治疗恶性胸腺瘤[J]．河南中医学院学报，2004，（04）：44–45.

[13] 郭骏骐，郭卉艳，李兵．名老中医石玉林治疗乳腺癌骨转移30例[J]．吉林中医药，1998，（02）：4–5.

肿瘤相关性自汗盗汗

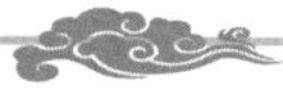

肿瘤相关性多汗症（tumor-associated hyperhidrosis，TAH）是指肿瘤患者因肿瘤本身的原因或手术、化疗和放疗等治疗过程中出现全身或局部皮肤汗出异常增多的现象，严重者可伴心慌、乏力、烦躁等表现。其主要表现为自汗或盗汗。自汗是指机体因阴阳失调、腠理不固所导致的时时汗出，不论昼夜，动辄尤甚的多汗病症；盗汗是指入睡后汗出异常，醒后则汗止的病症。二者常合并表现。自汗、盗汗是肿瘤患者常见的临床症状之一，未危及生命，但常对患者造成一定困扰，汗出湿衣容易感冒，容易影响生活质量。研究发现，肿瘤患者化疗前多汗症的发生率达67.8%，化疗后可达83.9%。

认 识

一、西医认识

本病的发病机制尚未明确。西医认为引起肿瘤相关性多汗的原因可分为原发性和继发性。原发性如因水电解质紊乱引起的多汗，针对病因的治疗常能迅速缓解症状。而继发于体质虚弱或自主神经功能紊乱者，常缺乏有效的治疗方法。主要与恶性肿瘤导致的自主神经功能失调，恶性肿瘤患者容易发生恶病质或手术、放疗、化疗等治疗对机体的消耗，导致免疫力下降有关。常见于霍奇金淋巴瘤、肾上腺髓质瘤、中枢神经系统肿瘤和类癌等。

现代医学主要有外科手术、药物治疗，如口服维生素B_1、谷维素和外用20%氯化铝止汗剂等。外科手术治疗肿瘤相关性自汗、盗汗有一定的局限性，一般不作为首选治疗方案。长期服用药物易引起皮肤干燥、口干、尿潴留、便秘、恶心、呕吐、体重增加等不良反应。

二、中医认识

中医理论认为，本病属于“汗证”范畴。主要是由于脏腑阴阳失调、腠理不固、阳气蒸化津液。肿瘤患者患病日久，正气亏损，经放化疗后气阴两伤。癌毒未净，正邪交争，故而汗出难愈。本病病理性质为本虚标实，本虚为脏腑虚损，气血阴阳失调，标实为气滞、痰湿、血瘀和癌毒等邪气过盛。治疗以扶正祛邪，调和气血为原则。

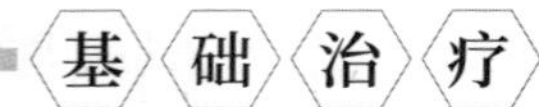

一、中医辨证分型治疗

1. 营卫不和证

本证多见于肿瘤早期。临床主要表现为时自汗出，周身汗出或以头部、胸部汗出为主，或仅头部汗出，可兼见肢体酸楚或身体微热，舌质淡，苔薄白，脉浮缓。

治法：调和营卫，补虚和中。

代表方：桂枝汤加减。

主要药物：桂枝15 g，白芍15 g，炙甘草6 g，生姜7片，大枣10枚。

2. 卫表不固证

本证多见于肺癌等肿瘤初期或放化疗初期。临床主要表现为汗出恶风，活动后加重，面色少华，体倦乏力，舌淡红，苔薄白，脉细弱。

治法：益气固表，祛风止汗。

代表方：参芪玉屏风散合牡蛎散加减。

主要药物：黄芪30 g，防风15 g，炒白术10 g，党参10 g，茯苓10 g，炙甘草10 g，木香3 g，砂仁3 g（后下），陈皮10 g，法半夏10 g，荆芥10 g，生牡蛎20 g，麻黄根10 g，浮小麦10 g，葛根10 g，柴胡10 g。

3. 脾气亏虚证

本证多见于肿瘤术后，或放化疗后。临床主要表现为少气懒言，神疲乏力，精神困倦，呼吸气短，面色淡白或萎黄，头晕目眩，自汗易感，活动后诸症加剧，形体消瘦，腹胀腹泻，纳差，食后胀甚，舌质淡嫩，苔薄白，脉虚无力。

治法：健脾益气，固表敛汗。

代表方：六君子汤合黄芪建中汤加减。

主要药物：太子参20 g，炒白术20 g，茯苓15 g，炙甘草10 g，党参15 g，黄芪20 g，黄精15 g，当归10 g，熟地黄15，山药15 g，白扁豆15 g，法半夏10 g，陈皮10 g，木香5 g，砂仁6 g（后下），炒麦芽10 g，浮小麦10 g。

4. 气血不足证

本证多见于肿瘤术后或化疗后。临床主要表现为自汗或盗汗，心悸少寐，神疲气短，面色不华，舌质淡，脉细。

治法：益气养血，健脾养心。

代表方：归脾汤加减。

主要药物：炒白术10 g，茯神10 g，龙眼肉10 g，炙黄芪15 g，炒酸枣仁15 g，党参10 g，木香6 g，炙甘草6 g，远志10 g，当归10 g，白芍10 g，五味子10 g，鸡血藤10 g，丹参10 g，生姜5片，大枣10 g。

5. 阴虚火旺证

本证可见于肿瘤晚期或放疗后。临床主要表现为盗汗，或有自汗，五心烦热，腰膝酸软，口干不多饮，或兼午后潮热，两颧色红，大便干燥，舌红少苔，脉细数。

治法：滋阴降火，固表止汗。

代表方：当归六黄汤加减。

主要药物：当归10 g，生地黄15 g，熟地黄15 g，黄芩10 g，黄柏

10 g，黄连6 g，炙黄芪15 g，牡丹皮10 g。

6. 热毒夹湿证

本证常见于肿瘤晚期或放化疗后期。临床主要表现为头部涔涔汗出，以盗汗为主，汗液色黄黏腻，面红，烦躁，口腻，口干口苦，身热不扬，身体困重，大便黏腻不爽，小便黄，舌红，苔黄腻，脉濡数或滑数。

治法：化湿和营，清热解毒。

代表方：三仁汤合参芪玉屏风散加减。

主要药物：杏仁15 g，白蔻仁10 g（后下），薏苡仁30 g，厚朴10 g，法半夏15 g，通草10 g，滑石15 g，竹叶10 g，黄芪15 g，炒白术10 g，党参10 g，防风10 g，生牡蛎10 g（先煎），炙甘草10 g，地骨皮15 g，牡丹皮15 g，生地黄15 g。

二、名中医治疗验方

1. 玉屏风散加味治疗气虚型自汗者

黄芪12 g，防风3 g，炒白术15 g，生龙骨30 g（先煎），生牡蛎30 g（先煎），或加浮小麦30 g，糯稻根30 g；汗出多者则加麻黄根10 g。

2. 当归六黄汤加减治疗阴虚盗汗者

当归15 g，黄芪30 g，生地黄15 g，熟地黄20 g，黄芩、黄连、黄柏用量均在2～6 g之间。

3. 加味玉屏风方治疗肿瘤表虚自汗者

黄芪100 g，炒白术50 g，防风30 g，煅龙骨30 g，煅牡蛎30 g，浮小麦200 g，碧桃干30 g，山萸肉50 g，灵芝30 g，核桃枝30 g，炙甘草10 g。

三、临床验案

患者，女，42岁。

初诊：2018年3月16日因“乳腺癌术后多汗半年余”就诊。患者1年前查为右乳癌，予手术、化疗、内分泌（服他莫昔芬）治疗。半年来，常有汗出，伴烘热、寐差，舌质红，苔薄黄，脉细。诊断：乳腺癌，汗证（阴虚毒恋）。治则：养阴清热，宁神止汗，解毒抗癌。方药：炙鳖甲30 g，龟甲15 g，麦冬10 g，生地黄15 g，山茱萸10 g，山药10 g，柏子仁12 g，白花蛇舌草15 g，蜂房5 g，桑叶30 g，夜交藤30 g，女贞子15 g，旱莲草30 g，黄柏10 g，知母10 g。

共服14剂，药后汗出渐止，夜眠也有改善。

（张成铭医案）

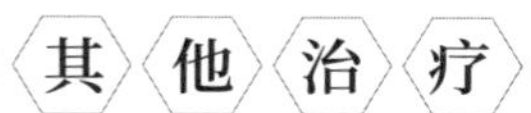

其他治疗

1. 穴位贴敷疗法

中药外敷具有扶正固本，收敛止汗的作用。外敷常采用中药敷脐方法，将煅牡蛎、五倍子、郁金各等份，焙焦研成细末。取药粉10 g，用米醋调和成糊状，填满脐眼，外用胶布固定。2天后揭去胶布，清除药物残渣，休息1天，再填第2次，连续4次为1个疗程。此法具有简、便、廉、验的特点，可作为临床治疗多汗症的常用措施。

2. 针刺疗法

该法具有调和阴阳，疏通经络的作用。患者取坐卧位，常规消毒后，针刺合谷、列缺、照海、三阴交、膈俞和足三里等穴，并配合适当行针手法以益气固表止汗。操作时照海直刺0.5寸，列缺向肘关节方向斜刺0.8寸，行捻转补法；合谷穴直刺1寸，采用捻转泻法；足三里和三阴交穴直刺1寸，采用捻转补法；肺俞和膈俞向椎体方向斜刺1寸，采用捻转补法。1次20分钟，7～10天为1个疗程。

3. 艾灸疗法

灸法方便简单，成本较低，是一种安全性高而易于操作的治疗手段，具有补益肺脾、固表止汗、温通经络的作用。患者取坐卧位，选取太溪、内关、气海、关元、膈俞、肺俞、肾俞、膏肓、足三里、三阴交、丰隆、阴郄和复溜等穴位，局部常规消毒，将点燃的艾条在穴位上方2～3 cm处施灸，以皮肤感到温热为度，每天1～2次，每次15～20分钟，待身体适应后，治疗时间可增加到每穴灸20～30分钟，或使用艾条在神阙穴上方2～3 cm处施以回旋灸，以皮肤潮红而无烫伤为度。

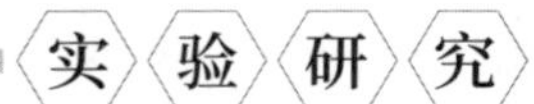

实验研究

现代药理研究表明，中药可通过多靶点同时作用改善肿瘤相关性自汗盗汗。如黄芪、党参可增强巨噬细胞吞噬作用，从而增强机体免疫力，调节细胞代谢水平，抗氧化及减轻放化疗的不良反应。山茱萸可拮抗环磷酰胺导致的白细胞降低，增强巨噬细胞吞噬功能，提高机体免疫力。白术主要含有的挥发油、白术多糖、多种氨基酸、微量元素和果糖等，具有增强免疫功能及抗肿瘤作用。白芍可促进淋巴细胞转化，抑制肿瘤生长，对细胞及体液免疫具一定的促进意义。五倍子的主要成分五倍子鞣质，可与蛋白质结合生成不溶于水的大分子沉淀物，具有显著的收敛作用，抑制汗腺分泌。麻黄根的主要成分麻黄根碱具有明显的降血压、降心率和止汗作用。

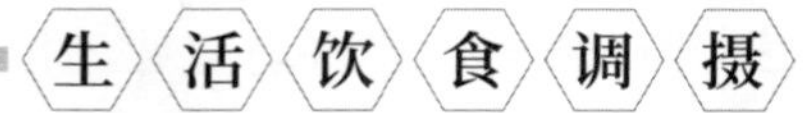

生活饮食调摄

1. 出汗湿衣，应及时更换衣服，防止感冒。

2. 出汗量多可适当进食西瓜、生梨、甜橙等水果，或取鲜梨、鲜荸荠、鲜苇根、鲜麦冬、鲜藕榨汁（五汁饮）饮用，以补充水分。

3. 忌生冷、辛辣刺激和肥甘厚腻性食物，尽量以清淡饮食为主。多食新鲜蔬菜、水果和富含维生素、蛋白质和富含铁元素的食物。

4. 鼓励多饮水，可在水中加入少许食盐，以保持体内正常液体量和电解质平衡。

食疗方举例

1. 黄芪粥：炙黄芪20 g，粳米50 g，炙黄芪浸泡30分钟，捞出煎汁100～200 ml，将煎好的黄芪汁作水煮粳米为粥，温服。该粥具有补气升阳、固表止汗之功，适用于气虚型汗证者。

2. 参苓粥：党参30 g，白茯苓20 g，生姜10 g，粳米100 g，食盐适量。党参、茯苓、生姜加适量水煎煮，去渣取汁待用；将粳米洗净，倒入煎好的药汁，文火煮粥，加入食盐调匀。空腹食用，每天1剂。具有补中益气、敛阴止汗之功，适宜于气虚型汗证者。

3. 黑豆浮麦汤：黑豆50 g，浮小麦30 g，莲子15 g，红枣10枚。将黑豆、浮小麦淘洗干净，加适量水，文火煮熟，去渣取汁，倒入莲子和红枣中，煮至莲子烂熟即可食用。每天1剂，分2次吃完。具有益气滋阴之效，适宜于阴虚盗汗者。

4. 芪枣五味粥：炙黄芪15 g，五味子10 g，淮小麦30 g，大枣10枚（劈开），糯米50 g。先将四味中药，文火煎煮，去渣留汁备用；再煮糯米至七成熟时放入前汁共煮。每次1小碗，每天1～2次。具有补气养血、敛汗止汗之功，适用于气血两虚型汗证者。

5. 百合莲子汤：百合20 g，莲子30 g。先将百合、莲子洗净，加适量水，文火慢炖至烂熟，即可食用。每天1次，连服数天。具有滋阴敛汗之效，适宜于阴虚型汗证。

按语

1. 扶正祛邪应贯穿肿瘤治疗全程，早期以祛邪为主，扶正为辅；中期祛邪扶正并重；晚期以扶正为主，祛邪为辅。

2. 肿瘤患者因久病缠绵，常伴有情绪障碍，治疗应在补血养阴的同时，佐以疏肝理气之物，但行气太过易伤阴耗气，因此，理气药和养阴药的剂量应注意及时调整，以防阴虚型自汗、盗汗的加重。

参考文献

[1] 杨笑奇，郭勇.恶性肿瘤相关性汗证的中医药治疗进展[J].浙江中医药大学学报，2017，41(07)：635-638.

[2] 熊超，陈玉超.从虚论治肿瘤相关性多汗[J].辽宁中医药大学学报，2014，16(4)：135-137.

[3] 林宥任，贾立群，李利亚，等.中医外治法治疗肿瘤患者多汗症临床观察[J].疑难病杂志，2010，9(03)：168-170.

[4] 张成铭.癌病并病的治疗体会[J].广西中医药，2021，44(06)：50-52.

[5] 董霞.五倍子研末敷脐治疗晚期肿瘤患者多汗症的临床观察[J].辽宁中医杂志，2015，42(08)：1460-1461.

[6] 陈小红，季瑜，康群，等.肿瘤气虚自汗患者益气敛汗脐贴神阙穴贴敷的效果研究[J].上海护理，2018，18(07)：43-45.

[7] 黄智芬，陈强松，欧武，等.加味生脉散合牡蛎散治疗肿瘤化疗后自汗盗汗30例[J].世界中医药，2009，4(1)：32-33.

[8] 李杰，吴承玉.注重整体调理阴阳——吴承玉教授治疗肿瘤经验[J].辽宁中医杂志，2006，33(10)：1241.

[9] 林宥任，贾立群，李利亚，等.欧米诺汗印法对肿瘤多汗症的疗效观察[J].国际中医中药杂志，2009，31(6)：497-498.

[10] 朱海霞.神阙穴敷贴龙倍敛汗散治疗化疗后多汗症的护理体会[J].湖南中医杂志，2015，31(05)：119-121.

[11] 刘春安，彭明.抗癌中草药大辞典[M].武汉：湖北科学技术出版社，

1994: 88, 177, 322.

[12] 徐云生.邓铁涛教授甘温健脾法治疗疑难病[J].四川中医, 2002, (03): 1-2.

[13] 赵海岳, 马华.薛秦名老中医运用当归六黄汤临床经验[J].临床医药实践, 2017, 26(09): 670-671.

[14] 李录花, 李辉, 宋利程, 等.张士舜平衡阴阳法治癌经验[J].中国中医基础医学杂志, 2014, 20(06): 778-779.

附录　简便取穴法

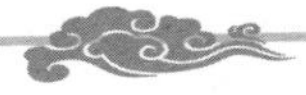

手太阴肺经

鱼　际：第一掌骨桡侧中点赤白肉际处。

尺　泽：伸肘仰掌，肘部稍弯曲，在肘弯里可摸到一条筋，即肱二头肌肌腱，在其外侧（桡侧），肘横纹上可触及一凹陷即是。

手阳明大肠经

合　谷：食指和拇指张开，用另一只手的拇指关节横纹卡在虎口上，拇指尖所指处。

阳　溪：腕横纹上，将大拇指向上翘起，两条突出筋之间就是。

曲　池：大拇指朝上，屈肘呈直角，找到肘横纹终点与肱骨外上髁，两者连线中点处。

手三里：先确定阳溪穴和曲池穴。手三里在二穴连线上，从曲池穴向下量三横指（食指、中指、无名指）处。

足阳明胃经

足三里：坐位屈膝90°，用虎口（大拇指和食指之间的部位）围住膝盖，食指放于膝下小腿正前方，四指并拢，中指指尖处。

上巨虚：足三里向下四横指（食指、中指、无名指、小指），在胫骨、腓骨之间凹陷处。

下巨虚：上巨虚向下四横指（食指、中指、无名指、小指），距胫骨前缘一横指处（中指）。

天　枢：肚脐左右旁开三横指（食指、中指、无名指）处。

解　溪：足背部，踝关节正前方中央凹陷，有一条横线，这条横线上两条粗的肌腱间的凹陷处。

下　关：闭口，由耳屏向前遁摸有一高骨，其下有一凹陷（张口时则该凹陷闭合突起），此凹陷处即是。

丰　隆：找到膝眼和外踝这两个点，并连接成一条直线，从这条线的中点水平延伸至胫骨前缘外侧两指宽处。

大　迎：闭口鼓腮，在下颌骨边缘现一沟形，按之有动脉搏动处。

头　维：找到额角，深入发际，距额角半横指（拇指）处。

伏　兔：正坐屈膝90°，以手腕掌第一横纹抵住膝髌上缘中点，手指并拢压在大腿上，中指所指处。

髀　关：髂前上棘、髌底外侧端连线与耻骨联合下缘水平线的交点处。

足太阴脾经

三阴交：将自己的四指（食指、中指、无名指、小指）并拢，将小指的外侧缘放置于足内踝尖上，食指上缘与胫骨后缘的交点处。

血　海：坐位屈膝90°，手掌心对准髌骨中央，手掌伏于膝盖上，拇指与其他四指约成45°，拇指尖所指处。

阴陵泉：触摸小腿内侧靠近膝关节的骨头，胫骨内侧下端突出的部分即为胫骨内髁，从胫骨内髁向下约一横指的凹陷处。

公　孙：由足大趾与足掌所构成的关节（第一跖趾关节）内侧，往后用手推有一弓形骨（足弓），在弓形骨前端下缘，可触及一凹陷处，即此穴。

手少阴心经

神　门：仰掌，腕掌侧横纹的小拇指一端可触摸到一条筋（尺侧腕屈肌腱），这条筋的外侧（桡侧）即为此穴。

阴　郄：仰掌握拳，在手臂内侧手腕处小拇指一端会触摸到一条筋（尺侧腕屈肌腱），从腕掌侧横纹处沿着这条筋的外侧（桡侧），向上半横指（拇指）处。

通　里：伸肘仰掌，用力握拳，在手臂内侧手腕处小拇指一端会触摸到一条筋（尺侧腕屈肌腱），从腕掌侧横纹处沿着这条筋的外侧（桡侧），向上一横指（拇指）处。

手太阳小肠经

少　泽：小指末节尺侧，指甲根角侧上方0.1寸。

足太阳膀胱经

攒　竹：眉头凹陷中。

委　中：腘横纹中点。

膏　肓：在肩胛骨上找到横向走行的肩胛冈，肩胛冈平第三胸椎，向下一个胸椎的棘突下，旁开四横指（食指、中指、无名指、小指甲）处。

昆　仑：外踝尖与跟腱之间的凹陷中。

八　髎：上髎、次髎、中髎、下髎左右共8个穴，合称八髎。从骨盆最高点向内下方骶角两侧摸一高骨突起，即是髂后上棘，髂后上棘与骶后正中线之间的凹陷处，即为上髎穴。在尾骨上方，两骶角之间即为骶管裂孔，把食指按在上髎穴处，小指按在骶管裂孔旁，食指、中指、无名指、小指等距离分开，各指尖端所指处即是上、次、中、下髎，左右共八个穴位。

肺　俞：平第三胸椎（低头，颈部最高隆起处为第七颈椎，向下推三个脊椎）。正中线旁开1.5寸（肩胛骨的内缘距离后正中线的距离是3寸，一半为1.5寸）。

心　俞：平第五胸椎（两个肩胛骨下角的连线横平是第七胸椎，向上推两个脊椎）。后正中线旁开1.5寸（肩胛骨的内缘距离后正中线的距离是3寸，一半为1.5寸）。

膈　俞：平第七胸椎（两个肩胛骨下角的连线）。后正中线旁开1.5寸（肩胛骨的内缘距离后正中线的距离是3寸，一半为1.5寸）。

肝　俞：平第九胸椎（两个肩胛骨下角的连线平第七胸椎，向下推两个脊椎）。后正中线旁开1.5寸（肩胛骨的内缘距离后正中线的距离是3寸，一半为1.5寸）。

脾　俞：平第十一胸椎（两个肩胛骨下角的连线平第七胸椎，向下推四个脊椎）。后正中线旁开1.5寸（肩胛骨的内缘距离后正中线的距离是3寸，一半为1.5寸）。

胃　俞：平第十二胸椎（两髂骨连线平第四腰椎，向上推四个脊椎）。后正中线旁开1.5寸（肩胛骨的内缘距离后正中线的距离是3寸，一半为1.5寸）。

肾　俞：平第二腰椎（两髂骨连线平第四腰椎，向上两个脊椎）。后正中线旁开1.5寸（肩胛骨的内缘距离后正中线的距离是3寸，一半为1.5寸）。

大肠俞：平第四腰椎。后正中线旁开1.5寸。

足少阴肾经

涌　泉：屈足卷趾时足心最凹陷处。

照　海：自内踝尖往下推，至其下缘凹陷处取穴。

太　溪：内踝尖与跟腱之间的凹陷中。

复　溜：内踝尖与跟腱之间的凹陷直上三横指（食指、中指、无名指），跟腱的前缘。

然　谷：先找到内踝，在内踝前下方可以摸到一块高骨，即舟骨粗隆，舟骨粗隆下方的赤白肉际处。

手厥阴心包经

内　关：腕掌横纹向上三横指（食指、中指、无名指），手臂内侧可触摸到两条条索状筋，握拳明显用力时可见，这两条筋之间的位置即是。

曲　泽：伸肘仰掌，肘部稍弯曲，在肘弯里可摸到一条筋，即肱二头肌肌腱，在其内侧（尺侧），肘横纹上可触及一凹陷即是。

劳　宫：微握拳，中指尖落于手掌处。

手少阳三焦经

丝竹空：眉梢凹陷处。

外　关：腕背横纹向上三横指（食指、中指、无名指），尺骨与桡骨间隙中点。

支　沟：腕背横纹向上四横指（食指、中指、无名指、小指甲），尺骨与桡骨间隙中点。

翳　风：耳垂后方可以触摸到一个凹陷，张口时此凹陷更明显。

液　门：手背部第四、五指指缝间掌指关节前可触及一凹陷处。

足少阳胆经

风　池：大拇指和中指自然放到枕骨两边，轻轻往下滑动，至后枕部有两个明显的凹陷处。

本　神：神庭旁开四横指（食指、中指、无名指、小指甲）处。

阳陵泉：在小腿外侧，腓骨小头前下方的凹陷处。

悬　钟：外踝尖直上四横指（食指、中指、无名指、小指），腓骨的前缘。

侠　溪：足背第四、五趾缝间，趾蹼缘后方赤白肉际处。

曲　鬓：耳前鬓角发际后缘垂线与耳尖水平线交点处。

足厥阴肝经

太　冲：手指沿足拇趾、次趾夹缝向脚背方向部位轻推，推至第一、二跖骨结合部前下方可触及一凹陷即是。

行　间：足背第一、二趾缝间，趾蹼缘后方赤白肉际处。

期　门：先找到乳头，以乳头所在的第四肋间隙向下数两个肋间隙，在乳头正下方处。

任脉

上　脘：前正中线上，剑胸结合与脐中连线上的3/8与5/8的交点处。

中　脘：前正中线上，剑胸结合与脐中连线的中点处。

下　脘：前正中线上，剑胸结合与脐中连线的上3/4与下1/4的交点处。

神　阙：脐中央。

关　元：在肚脐正下方四横指（食指、中指、无名指、小指）处。

气　海：在肚脐正下方，二横指（食指、中指）处。

膻　中：仰卧位，前正中线上，两乳头连线的中点。
中　极：下腹部前正中线垂直向下推，可触及一骨头，此骨头即为耻骨联合，耻骨联合上缘一横指（拇指）处。
大　赫：中极旁开半横指（拇指）处。
廉　泉：喉结和下颌连线的中点，可以摸到一块突起，为舌骨，在舌骨上缘凹陷中。
天　突：仰卧位或仰靠坐位，由喉结直下可摸到一凹陷，在此凹陷中央处。

督脉

大　椎：低头取穴，颈部最高隆起点的下方凹陷处。
印　堂：两眉毛内侧端中间的凹陷中。
百　会：头顶正中线与两耳尖连线的交点处。
人中（水沟）：人中沟的上1/3与下2/3交点处。
腰阳关：后正中线上，两髂嵴最高点连线的中点下方凹陷处。
命　门：后正中线上，通过肚脐水平划线，延伸到背部，与腰椎的交点处。
至　阳：俯卧垂臂，与两肩胛骨下角相平的第七胸椎棘突下方处。
上　星：前发际正中直上一横指（拇指）处。
神　庭：前发际正中直上半横指（拇指）处。

经外奇穴

十　宣：十指尖端。
金津、玉液：舌下系带两侧的静脉上，左为金津，右为玉液。
鱼　腰：瞳孔直上，眉毛中。
四神聪：百会前后左右各旁开一横指（拇指）。

四　缝：第二至第五指掌面的近侧指间关节横纹的中央，一手四穴。

太　阳：眉梢与外眼角连线中点向后一横指，触及一凹陷处。

翳　明：耳垂向后按，正对耳垂边缘的凹陷处，向后一横指处。

经验穴

肩三针
- 肩　髃：肩部三角肌上，臂外展或向前平伸时，肩峰前下方凹陷处。
- 肩　髎：肩髃后方，当臂外展时，肩峰后下方凹陷处。
- 肩　前：正坐垂肩，腋前皱襞顶端与肩髃连线的中点处。

生发穴
- 百　会：头顶正中线与两耳尖连线的交点处。
- 角　孙：耳尖正对发际处。
- 风　池：大拇指和中指自然放到枕骨两边，轻轻往下滑动，至后枕部有两个明显的凹陷处。

腰夹脊：第一腰椎棘突至第五腰椎棘突下两侧，后正中线旁开半指（拇指）。

阿是穴：以压痛点为施术部位。

头皮针

额旁1线：额部，额中线外侧直对目内眦角，发际上下各0.5寸，即眉冲穴（在眉头的凹陷中找到攒竹穴，攒竹穴直上入前发际半指处）沿经向下针1寸。

额旁2线：额部，额旁1线的外侧，直对瞳孔，发际上下各0.5寸，即自头临泣穴（瞳孔直上入发际半指），向下针1寸。

注：

中医1寸、2寸、3寸、5寸主要见于手指同身寸取穴法，是以患者手指的宽度为标准来定取穴位的方法，包括中指同身寸、拇指同身寸和横指同身寸。

中指同身寸（图1）：以患者的中指中节屈曲时内侧两端横纹头之间作为1寸。2寸、3寸、5寸，以此类推。一般用于四肢取穴的直寸和背部取穴的横寸。

拇指同身寸（图2）：以患者拇指关节的横度作为1寸。2寸、3寸、5寸，以此类推。适用于四肢部的直寸取穴。

横指同身寸（图3）：又名"一夫法"，是将患者食指、中指、无名指和小指并拢，以中指中节横纹处为准，四指横量作3寸。用于四肢及腹部的取穴。

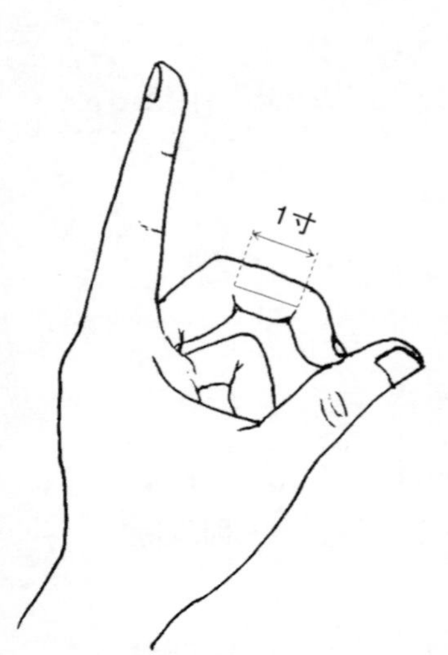

图1 中指同身寸

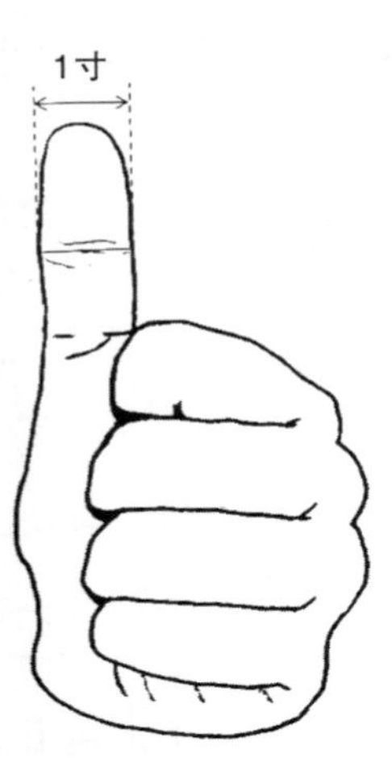

图2 拇指同身寸

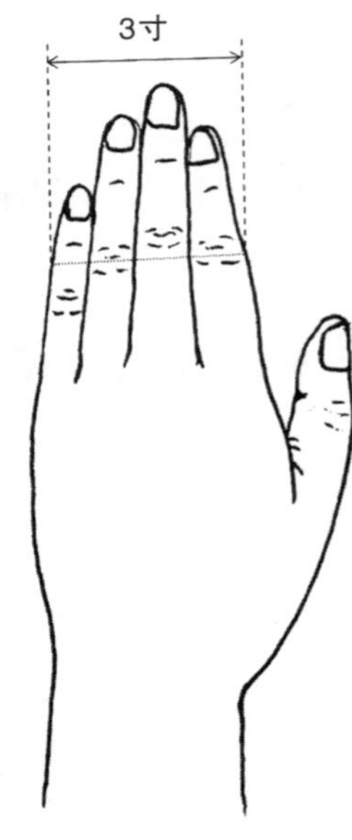

图3 横指同身寸

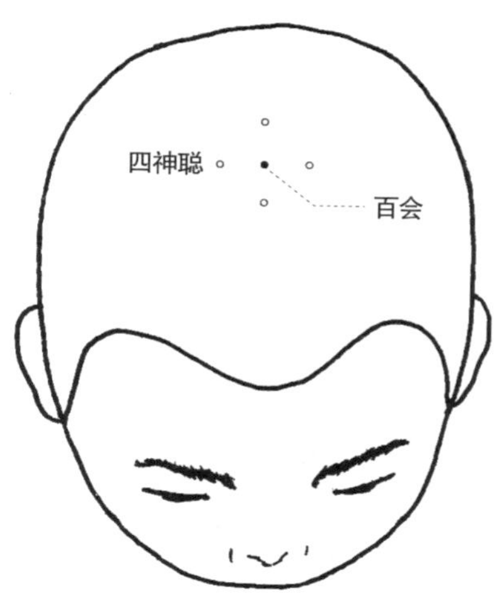

图4 头顶部穴位

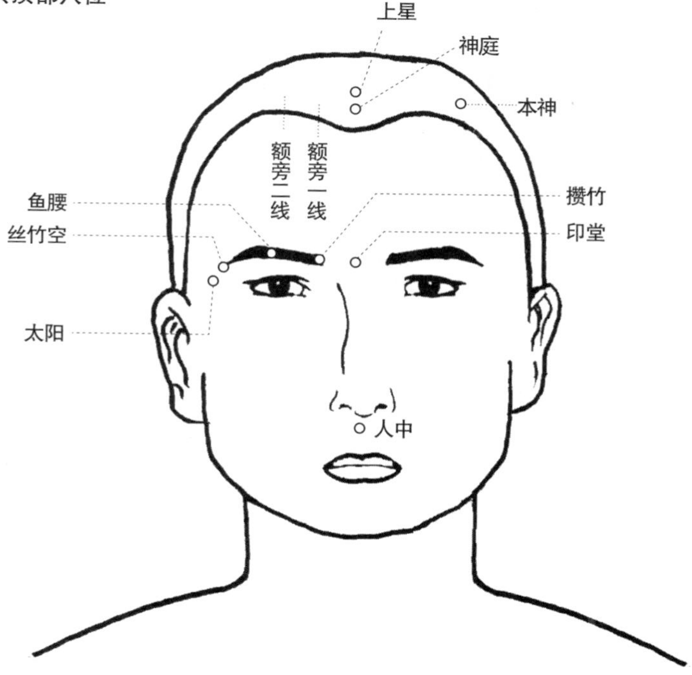

图5 头面正侧穴位

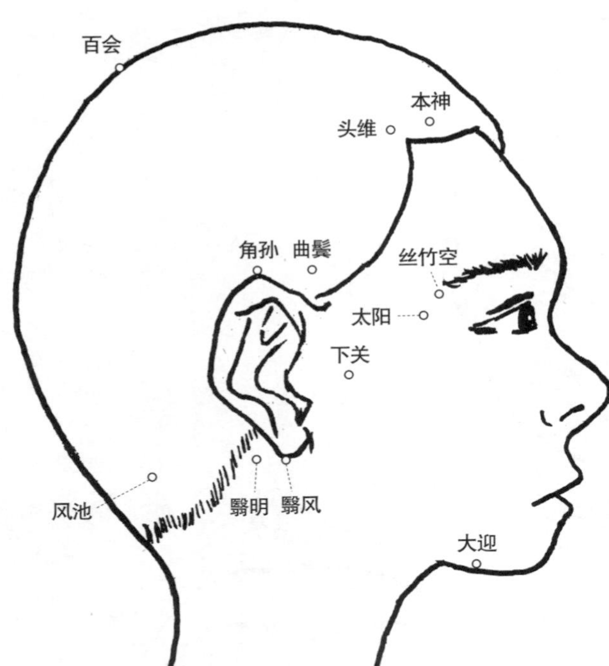

图6　头面侧部穴位

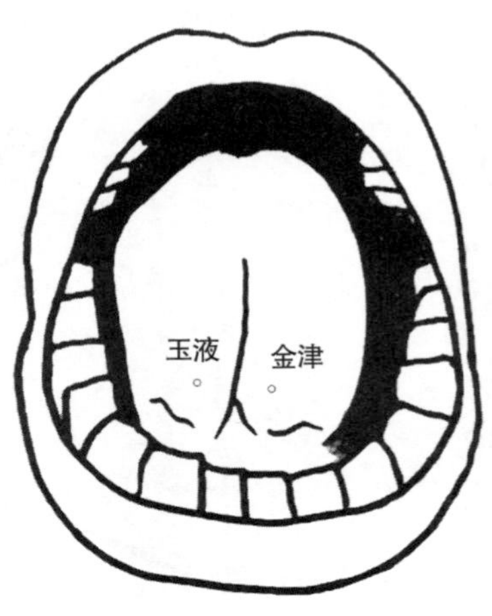

图7　口腔内穴位

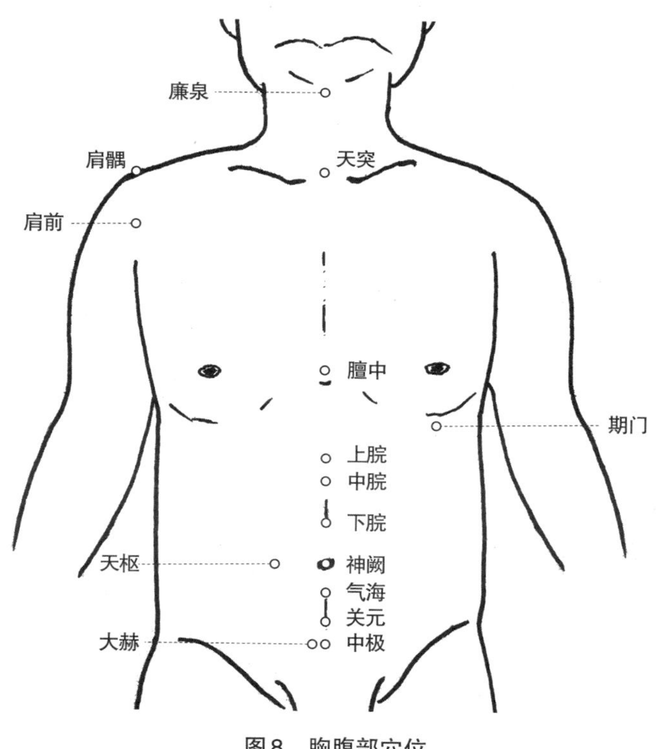

图8　胸腹部穴位

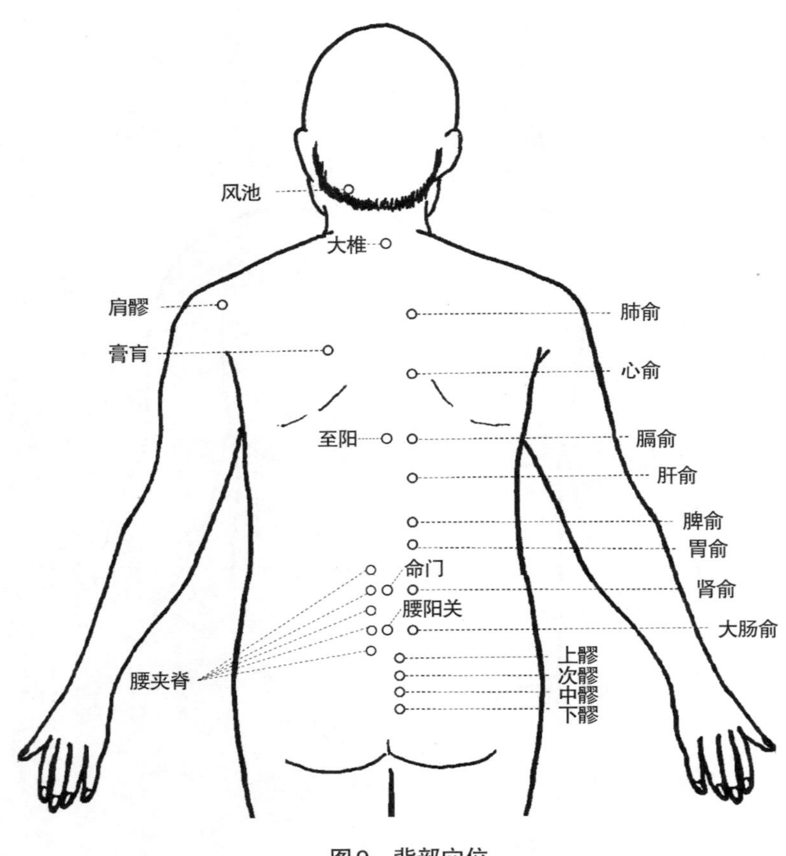

图9　背部穴位

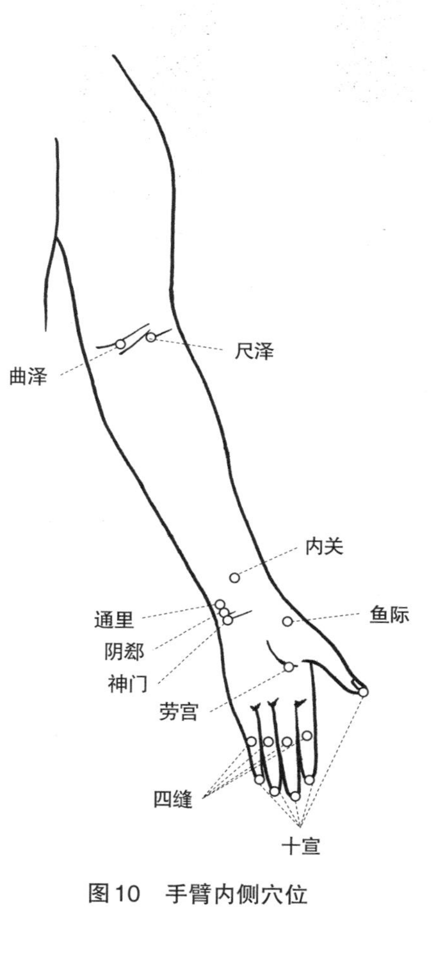

图10 手臂内侧穴位

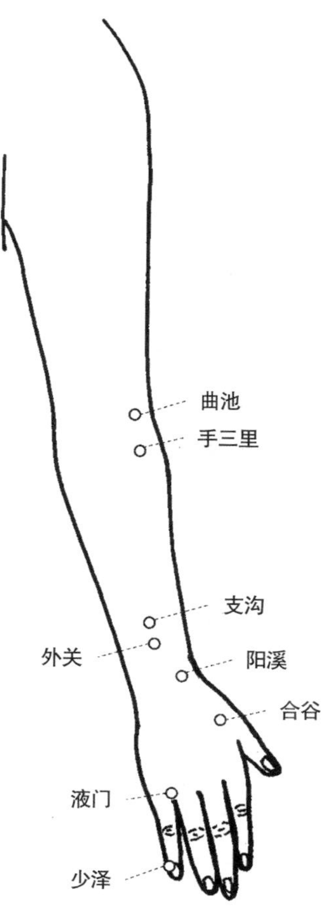

图11 手臂外侧穴位

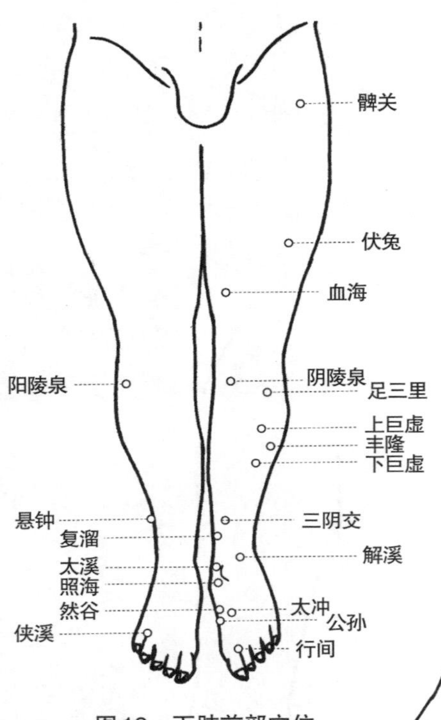

图12 下肢前部穴位

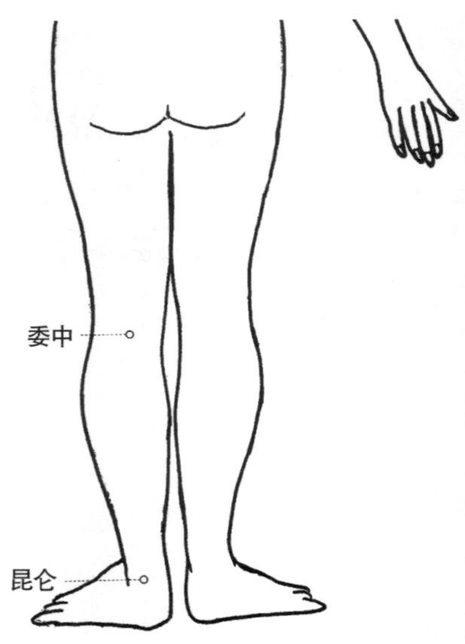

图13 下肢后部穴位